Gisela Steins

Desorganisationsprobleme
Das Messie-Phänomen

Pabst Science Publishers
Lengerich, Berlin, Bremen, Miami
Riga, Viernheim, Wien, Zagreb

Gisela Steins, Desorgationsprobleme: Das Messie-Phänomen

Anschrift der Autorin:
Prof. Dr. Gisela Steins
Universität Duisburg-Essen
Standort Essen FB 2
Allgemeine und Sozialpsychologie
D-45117 Essen

Lektorat: Gerhard Tinger

Bibliografische Information Der Deutschen Bibliothek
Die Deutsche Bibliothek verzeichnet diese Publikation in der Deutschen Nationalbibliografie; detaillierte bibliografische Daten sind im Internet unter <http://dnb.ddb.de> abrufbar.

Konvertierung: Linda Aarne
Druck: Digital Druck AG, D-96158 Frensdorf

Eichengrund 28
D-49525 Lengerich
Tel.: +49/(0)5484/308
Fax: +49/(0)5484/550
E-Mail: pabst.publishers@t-online.de
Internet: http://www.pabst-publishers.de

ISBN 3-89967-009-4

Dieses Buch widme ich meiner Mutter, *Rosemarie Steins,* die mich den non-chalanten Umgang mit den Dingen gelehrt hat.

INHALT

Vorwort und Danksagung

Im Sommer 1997 leitete ich an der Universität Bielefeld ein Seminar mit dem Titel „Die kühle Gesellschaft". Grundlage des Seminars war ein Buch von Claudia Sczcesny-Friedmann mit dem gleichnamigen Titel. In diesem Buch geht es um die Situation des modernen Individuums in modernen Gesellschaften, in denen wir uns nicht länger an traditionelle Wertvorstellungen halten können und die Konsequenzen, die sich daraus für das Miteinander ergeben.

Das Thema stieß auf großes Interesse. Am Ende der Veranstaltung fragte mich eine Studentin, ob ich schon einmal etwas von „den Messies" gehört hätte und ob ich nicht Interesse hätte an einer Begleitforschung der Selbsthilfegruppen von Messies. Nun – ich hatte bis dahin niemals etwas von Messies gehört und versprach, mit einer Selbsthilfegruppe Kontakt aufzunehmen, die von Marianne Bönigk-Schulz geleitet wurde. Die Berichte der betroffenen Menschen weckten mein Interesse und bald darauf begann ich eine erste Untersuchung. Mein Interesse weckte wiederum das Interesse von Studierenden, so dass in den letzten Jahren eine rege Forschungsaktivität entstand und besteht, über die ich mit diesem Buch einen Überblick geben möchte.

Ohne das Interesse aller Beteiligten wäre dieses Wissen nicht zustande gekommen. In das vorliegende Buch gingen ein die Untersuchungen von Julia Juuls, Christine Neujahr und Tina Schröder sowie eine Reihe eigener Untersuchungen. Laufende Forschungsarbeiten (Heike Ebert, Anja Raskob, Antje Rohlfs) und Interventionsstudien konnten noch nicht aufgenommen werden. Ich danke allen diesen Personen sehr für Ihr Interesse an dieser Problematik und insbesondere Antje Rohlfs für ihre kritischen Anmerkungen zu einer früheren Version dieses Buches und Norbert Nothbaum und Anja Raskob für ihre positive Unterstützung. Aber auch ohne die Unterstützung der zahlreichen Messie-Selbsthilfeorganisationen und Dank der hilfreichen Organisation von Marianne Bönigk-Schulz wäre dieses Projekt undenkbar gewesen. Ihnen allen vielen Dank.

Ich hoffe sehr, dass dieses Buch allen Betroffenen und deren Angehörigen, allen Interessierten und allen Menschen in helfenden Berufen eine Annäherung an das Phänomen Desorganisationsprobleme vermitteln kann.

Bielefeld, im Frühjahr 2002

1. Einleitung

Die unendliche Vielzahl der *Dinge* spottet über unsere Liebe zur *Ordnung*.
(Stanislaw Lem, *Die Untersuchung*, S. 231)

Die vorliegende Arbeit beschäftigt sich mit Messies, eine Selbstbezeichnung von Menschen, die darunter leiden, dass sie sich zu unordentlich und zu chaotisch fühlen. Der Begriff Messie bezeichnet also keine offizielle, diagnostizierbare Krankheit. Messies bilden eine Gruppe von Menschen, die denken, dass sie an einem gemeinsamen Problem leiden. Dieses Problem hat etwas mit Ordnung zu tun.

Messies neigen häufig dazu, ihre Privatsphäre, also ihre Wohnung oder ihr Haus als „nicht, wie es sein sollte" wahrzunehmen. Bei einigen ist dies nach durchschnittlichen Maßstäben auch der Fall, bei anderen eher nicht. Sie erfahren jedoch häufig eine tiefgehende Diskrepanz zwischen dem „wie es bei mir aussieht" und dem, wie es bei mir „aussehen sollte". Die meisten leiden darunter und fühlen sich ohnmächtig angesichts des vermeintlichen oder tatsächlichen Chaos.

„Dann sollen sie doch einfach aufräumen oder sich eine Putzfrau leisten oder ein Entrümpelungskommando bestellen!" lauten praktische Ratschläge von Außenstehenden. Wenn es so einfach wäre. Solche praktischen Ratschläge verkennen die subjektive Realität der betroffenen Personen, ähnlich wie man auch früher dachte, es reiche, wenn Alkoholiker einfach aufhören zu trinken oder es reiche, wenn Magersüchtige wieder richtig essen. Diese Ratschläge übersehen die eigentlichen Ursachen des Messie-Seins und helfen nicht weiter.

Diese subjektive Realität von Messies ist der Inhalt des vorliegenden Buches. Welche psychologischen Prozesse bestimmen das Erleben von Personen, die sich selber Messies nennen? Das Verstehen der subjektiven Realität von Messies ist ein ganz wesentlicher Schritt zur Änderung. Die Konzentration auf die Wiederherstellung äußerer Ordnung ist bei diesem Thema nicht angebracht: Wenn Sie für eine Person die Wohnung entrümpeln, ohne zu wissen, warum die Wohnung so aussieht wie sie aussieht, ist zu erwarten, dass Sie die gleiche Wohnung spätestens in zwei Jahren erneut entrümpeln müssen.
Es wird also im Folgenden um eine Annäherung an die Psychologik von Messies gehen. Das Problem des Messie-Seins bezeichne ich als Desorganisation

und verwende also statt der Selbstbezeichnung Messies die Bezeichnung *Personen mit Desorganisationsproblemen.*

Wichtig ist: Die Problematik kann tatsächlich, also auch aus der Sicht des sozialen Umfelds bestehen; sie kann sich aber auch nur auf der subjektiven Wahrnehmungsebene betroffener Personen abspielen.

Ordnung: Was ist das?

Die Beschäftigung mit Messies ist auch immer eine Beschäftigung mit Ordnung. Wann wird eine Wohnung oder ein Mensch als ordentlich bezeichnet, und wann schlägt dieser Eindruck in unordentlich um? Die Grenze ist unklar, undefiniert und von vielen Faktoren, wie beispielsweise Kultur, Alter, Stimmung abhängig. Was jedoch auch immer als ordentlich bezeichnet werden mag, wird in der Regel als positiver betrachtet als unordentlich.

Ein einfaches Beispiel möge dies veranschaulichen: Häufig kommt es in Deutschland unter NachbarInnen zu Streitigkeiten, weil eine Partei meint, dass der Garten der anderen Partei zu unordentlich wäre. Das Unkraut wächst herüber, blüht und trägt seinen Samen in den eigenen Garten. Die Äste der Bäume sind unzureichend beschnitten und werfen Schatten auf Flecken im Garten, die lieber sonnig sein sollten. Bezeichnend an solchen Streitigkeiten, die für alle Beteiligten unerfreulich und mit Leiden verbunden sind, ist, dass immer diejenige Partei sich verteidigen muss, die der Unordnung angeklagt ist. Die ordentliche Partei ist automatisch immer auf der Seite der Anklagenden, niemals aber der Angeklagten. Niemand bekommt wirklich Ärger, weil er zu ordentlich wäre. Vielleicht lachen manche hinter vorgehaltener Hand oder machen sich „über die zwanghafte Ordnung in diesem Grab von Garten" lustig, aber Ärger bekommen ordentliche Personen selten. Ordnung wird mit einem normalen ästhetischen Empfinden gleichgesetzt. Es zeugt von Geschmacklosigkeit, einen Garten zuwuchern zu lassen, aber von Wohlstand, einen gepflegten Garten vorweisen zu können. Der Spruch „Wie bei Hempels unterm Sofa" verweist auf Schichten mit niedrigem Einkommen, Ordnung repräsentiert also Macht und Wohlstand. Ordnung verweist somit auf eine gelungene Sozialisierung. Daraus lässt sich ableiten: „Wer unordentlich ist, hat Unrecht", „Wer ordentlich ist, darf meckern", „Wer unordentlich ist, sollte sich schämen, denn er hat keine Ahnung davon, was sich gehört".

Wir sehen an diesem alltäglichen Beispiel, dass ein bestimmter Standard an Ordnung in unserem äußeren Erscheinungsbild – das mag unsere Frisur, unsere Kleidung, unser Auto, unser Haus, unsere Wohnung, unser Garten, unser Balkon sein – uns zumindest den Schein von Normalität und damit den Anspruch, ernst genommen zu werden, verleiht. Dieser Standard ist den meisten von uns in einem solchen Ausmaß in Fleisch und Blut übergegangen, wir haben ihn so tief verinnerlicht, dass wir ihn gar nicht mehr bemerken. Sobald jedoch eine Situation außergewöhnlich wird und wir bewertet werden, werden uns diese Standards wieder bewusst. Jeder kennt dies von Bewerbungsgesprächen: Wir achten besonders auf unser äußeres Erscheinungsbild, denn der erste Eindruck ist entscheidend. Oder eine Person kommt zu Besuch, in die wir uns verliebt haben: Vielleicht räumen wir doch etwas mehr auf, als wir es sonst tun würden. Aber in der Regel sind uns diese Standards nicht bewusst. Und wenn sie uns bewusst werden, dann versuchen wir sie auch meistens zu befolgen. Genau dies aber tun Personen mit Desorganisationsproblemen nicht. Zur Beschäftigung mit der subjektiven Realität gehört also auch immer eine Reflexion der kulturellen Bedingungen, in denen Probleme von Personen gehäuft auftreten.

Personen, die unter extremsten äußeren Desorganisationsproblemen leiden, werden besonders gerne in den Medien dargestellt, die Personen mit dem so genannten Vermüllungssyndrom. Die Zuschauer sehen einen Menschen, der sich in Räumen zeigt, die Müllbergen gleichen, sich zwar unwohl fühlt, aber dennoch überzeugt ist, dass jedes Fetzchen Papier seinen Wert hat. „So schlimm sieht es bei mir bei weitem nicht aus!", mag der eine Zuschauer oder die andere Zuschauerin beruhigt denken.

Menschen, deren Wohnungen von den zuständigen Ämtern wegen unhygienischer Bedingungen zwangsgeräumt werden müssen, sehen nicht notwendigerweise selbst verwahrlost aus. Daraus ergibt sich, dass wir durchaus sehr überrascht sein können, wenn wir eine Person mit einem Desorganisationsproblem besuchen. Wir hätten niemals vermutet, dass es bei der oder dem so aussehen könnte! Auf der anderen Seite gibt es durchaus auch betroffene Personen, die ihr Äußeres ebenso vernachlässigen wie ihre private Umgebung. Es ist jedoch keine für alle betroffenen Personen gültige Regel. Der Generalisierungsgrad von Desorganisationsstörungen ist hoch unterschiedlich. Sechs kurze Fallbeschreibungen mögen veranschaulichen, welches Spektrum Desorganisationsprobleme umfasst.

Beispiele: Personen mit Desorganisationsproblemen

Die folgenden Beobachtungen beruhen auf meinen Aufnahmen und Notizen, die ich teilweise bei einigen betroffenen Frauen in deren Wohnung oder Haus und teilweise während des Treffens einer Selbsthilfegruppe gemacht habe. Ich hatte angefragt, ob es Interesse gäbe, über die Auswirkungen der Desorganisationsproblematik der Betroffenen für ihre Liebesbeziehungen zu diskutieren, eine Perspektive auf die Desorganisationsproblematik, die ich später noch vertiefen möchte. Die Frauen dieser Selbsthilfegruppe (diese Gruppe besteht wie überhaupt die allermeisten Selbsthilfegruppen auch zu anderen Problemen – ausschließlich aus Frauen) erklärten sich bereit.

Zu dem Treffen fanden sich an diesem Abend fünf Frauen ein, die 35, 38, 45, 46 und 72 Jahre alt waren. Jede hatte etwas zu essen und zu trinken mitgebracht, was bei anderen Treffen nicht üblich ist. Die Stimmung war ausgesprochen freundlich und offen. Insgesamt war auffällig, dass das Thema mit großem Humor angegangen wurde. Mitunter schlug die Fröhlichkeit jedoch auch in Bitterkeit, Traurigkeit und Ratlosigkeit um. Die Frauen stellten sich zunächst vor und beschrieben, warum sie sich als Messies bezeichnen und wie sich ihre Störung auf ihre Beziehungen auswirkt oder aber auch ihre Beziehungen auf ihre Störung.

Ursula[1] war zum Zeitpunkt des Gesprächs 46 Jahre alt und war zwanzig Jahre Messie. Ihrer Meinung nach hat ihr Leiden angefangen, als sie heiratete. Da nahm sie nicht nur ihre Sachen mit in die Ehe, sondern auch den Anspruch einer perfektionistischen Mutter: „Im Haushalt einer Frau muss alles stimmen." Mit dieser Überzeugung war Ursula aufgewachsen. Das konnte bei ihr jedoch nicht funktionieren – dies sieht sie später während einer kognitiven Verhaltenstherapie ein – da sie als Schnitttechnikerin und Schneiderin ganztägig berufstätig war und zudem drei Kinder hatte. Ihr Mann, der noch studierte und nur am Wochenende nach Hause kam, hielt sich so ziemlich aus der Hausarbeit heraus und fiel als Hilfe aus, so dass sie sich über Jahre mit Bergen von Arbeit konfrontiert sah. Hinzu kamen die Vorwürfe der Mutter, die es als die Pflicht auch einer berufstätigen Frau ansah, einen ordentlichen Haushalt zu führen. Ursula erzählte, dass diese Jahre durch eine permanente Überforderung gekennzeichnet waren. Besonders der Anspruch, alles alleine schaffen zu müssen, habe es ihr noch schwerer gemacht. Sie sei gedanklich permanent damit beschäftigt gewesen, was sie noch alles machen musste, angefangen mit einem Papierschnipsel, den sie im Keller aufheben musste bis zum Aufräumen der Küche. Diese Gedanken lassen sie nicht mehr los, verselbstständigen sich, sie kann nur noch schwer abschalten. Ab und zu versucht sie in einer freien Stunde bestimmte Arbeiten zu erledigen, wie beispielsweise die Küche aufzuräumen. Aber sie wird aufgrund ihrer hohen Ansprüche selbst nach einem ganzen Wochenende nicht mit dieser einen Aufgabe fertig. Gleichzeitig entwickelt sie eine Sammelleidenschaft für Möbel, insbesondere alte Möbel. Bald ist das ganze Haus vollgestellt. Es wird eng.

Nach Jahren, die Kinder sind schon erwachsen, beginnt sie eine Verhaltenstherapie, zieht in eine eigene Wohnung und beginnt sich aus den perfek-

[1] Es gilt für alle Eigennamen: Alle für die Beschreibung von Fällen verwendeten Eigennamen sind geändert, Ähnlichkeiten mit wirklichen Personen dieses Namens beruhen auf Zufall.

tionistischen Verstrickungen zu lösen. Sie beschreibt, wie sie wieder in diese gedanklichen Schleifen und Grübeleien gerät, wenn sie zu lange mit ihrem Mann zusammen ist. Solange sie alleine lebt, hat sie den Haushalt im Griff. Es fällt ihr und ihrem Mann ausgesprochen schwer, über die Desorganisationsproblematik zu reden, obwohl sich auch ihr Mann an einigen Therapiesitzungen beteiligt hat. Sie kann nur unzureichend mit anderen Regeln vereinbaren, die es ihr erleichtern, mit diesen Menschen zusammenzuleben. Ihm scheint es schwer zu fallen, von sich aus Verantwortung für die Dinge des Alltags zu übernehmen.

Die kleine Wohnung von Ursula, die sie zum Zeitpunkt dieses Interviews bezogen hat, ist gemütlich und schön eingerichtet.

Sabine (45 Jahre alt) ist seit zwanzig Jahren verheiratet, und hat drei Kinder großgezogen. Vor ihrer Ehe hat sie zusammen mit ihrem Mann ein Lehramtsstudium absolviert. Den Beruf als Lehrerin hat sie jedoch mit der ersten Schwangerschaft aufgegeben und nicht wieder ausgeführt. Ihr Mann war für den Gelderwerb zuständig, sie für Kinder und Haushalt. Sabine ist wie Ursula eine Frau mit vielseitigen Interessen und hohen Idealen. Sie erzählt, dass sie sich als Studentin immer eine besitzlose Existenz gewünscht habe. Sie sagt, sie habe einfach den Überblick verloren und fühlte sich für zu viele Dinge verantwortlich, die sie überfordert hätten. Zusätzlich machte ihr der Ärger ihrer Nachbarn über ihren unordentlichen Garten lange Zeit zu schaffen, aber auch die Kritik ihres Ehemanns, die sich mitunter in versteckten Seitenhieben, teilweise in aggressiven Äußerungen („Du weißt, dass Du eine Schlampe bist") ausdrückt.

Sabine machte sich lange Zeit Gedanken über eine Trennung, da sie besonders unter der mangelnden Hilfsbereitschaft ihres Mannes litt und unter der gemeinsamen Unfähigkeit, miteinander zu reden. Zum Zeitpunkt des Gespräches hatte sich Sabine entschieden, bei ihrem Mann zu bleiben. Ihre Religion hilft ihr dabei.

Sabines Selbstbeobachtungen sind interessant: Im Laufe der Jahre bemerkt sie, dass sie sich je nachdem, wer sie besucht, unterschiedlich vorbereitet. Als sich neulich ihre Tochter ankündigte, freute sie sich sehr und konnte plötzlich Fenster putzen, was sie lange nicht gemacht hatte. Hat sie jedoch bei einem Besuch zwiespältige Gefühle, dann lässt sie ganz viele Dinge auf dem Tisch stehen („dann stelle ich den Tisch zu"), räumt nichts auf und macht sich wenig Mühe. Ordnung ist bei Sabine offensichtlich ein Ausdruck ihres inneren Zustandes, genauer: ihres Gefühls zu dem Besuch. Dazu kommt, dass Sabine Schwierigkeiten hat, sich von Altpapier zu trennen. Sie hat das Bedürfnis, Zeitungen, Zeitschriften und Werbeprospekte, die sie noch nicht ganz gelesen hat, zu behalten. Es könnten sonst vielleicht wichtige Informationen verloren gehen.

Mit der Zeit erkennt Sabine die Relativität von Ordnung. Insbesondere ein Besuch afrikanischer Freunde hat ihr dabei geholfen. Diese fühlten sich sehr wohl bei ihr und verabschiedeten sich bei ihr mit den Worten, dass es ihnen so gut gefallen habe, weil sie nicht typisch deutsch sei. Sabine sieht selber, dass die Norm „Alles hat ordentlich zu sein" bei ihr zu Schamgefühlen führt, wenn sie ihre eigene äußere Umgebung an dieser Norm misst. Kritische Momente stellen immer noch der Besuch von Handwerkern oder Schornsteinfegern dar. Unverhoffter Besuch wird nicht herein gelassen, aber Handwerker und Schornsteinfeger bekommen ein bisschen davon mit, wie Sabine lebt. Sabines erster Gedanke bei solchen Besuchen ist „Was mögen Sie von uns denken?". Sie fühlt sich blamiert.

Sabines Haus weist übrigens nach meinem Empfinden eine gemütliche Unordnung auf. Man sieht, dass dort Menschen wohnen, die sich für viele Aspekte des Lebens interessieren. Es liegen zwar überall, vor allem im Wohnbereich Papiere herum, aber nicht in einem erdrückenden Ausmaß.

Gerlinde (72 Jahre) ist eine ältere Dame, die alleine in dem Haus lebt, in dem sie ihre Kinder groß gezogen hat. Ihre äußere Erscheinung ist überaus korrekt. Gerlindes Problem ist, dass sie von Mutter und Großmutter soviele Dinge und Möbel geerbt hat, dass damit das Haus übermäßig voll ist. Sie kann sich jedoch von nichts trennen, denn dies würde bedeuten, dass sie die Personen, die ihr diese Dinge geschenkt oder überlassen haben, verraten würde. Da überall etwas herum steht, empfängt Gerlinde niemanden in ihrem Haus außer ihren Kindern und ihren Enkeln. Ihre schlimmste Vorstellung ist, dass ihre Enkel nach ihrem Tod alles durchwühlen und sehen, dass sie nicht für Ordnung gesorgt hat. Es ist ihr großer Wunsch, dass sie alles bis zu ihrem Tod in Ordnung gebracht hat. Dem entgegen steht ihr Bedürfnis, alle Dinge, die ihr sehr lieb und teuer sind, behalten zu wollen. Wenn sie nur daran denkt, etwas abzugeben oder wegzuschmeißen, fühlt sie sich vollständig blockiert. Meine Bitte, diese Blockade näher zu beschreiben, kann sie nicht erfüllen. Gerlinde beschimpft sich oft selber: „Jetzt bin ich schon Hausfrau, aber ich habe meine Pflicht nicht getan. Ich bin faul." Gerlindes Haus ist auf den ersten Blick ordentlich, aber sie kennt die unordentlichen Stellen und hier zeigt Gerlinde einen perfektionistischen Anspruch: „Es ist nicht korrekt, den anderen etwas vorzumachen. Wenn ich es ordentlich machen will, dann muss es auch wirklich ordentlich sein, so dass jeder in alle Ecken gucken kann."

Karin (35 Jahre) führt zusammen mit ihrem Mann ein Geschäft und erzieht nebenbei zwei kleine Kinder. Das Geschäft ist in demselben Haus wie ihre Wohnung, die Räumlichkeiten sind miteinander verbunden. Das Haus ist von einem Garten umgeben. Nach den Aussagen aller Frauen ist Karins Wohnung genau wie ihr äußeres Erscheinungsbild der Inbegriff von Ordnung und Korrektheit. Karin selber sieht dies jedoch ganz anders. Seitdem sie verheiratet ist und Kinder hat, ist sie von einer permanenten Angst ergriffen, dass ein Kunde oder eine Kundin plötzlich die Privaträume sehen könnte: „Deswegen muss alles immer ordentlich aussehen, es muss jederzeit jeder rein kommen können." Ihre schlimmste Vorstellung ist, dass ihre Kinder eine Schublade oder einen Schrank während der Anwesenheit eines Kunden öffnen könnten. Karin ist wie Ursula permanent mit den Normen von Ordnung beschäftigt, die sie erworben hat. Wenn sie beispielsweise Gartenarbeit macht, fühlt sie die Augen der Nachbarn auf sich gerichtet. Sie fühlt sich durch Löwenzahn im Garten verunsichert, den sie liebt, den aber alle anderen Nachbarn entfernen. Deswegen macht sie am liebsten dann Gartenarbeit, wenn möglichst wenige Nachbarn zu Hause sind.

Die ersten Jahre ihrer Ehe verbringt Karin jeden Abend zu Hause. Dies wird von ihrem Ehemann erwartet. Sie beschreibt, wie schwierig es war, durchzusetzen, dass sie abends mal weg konnte. Auch ihre Teilnahme an dieser Gruppe war nicht ohne Kampf zu erreichen. Es scheint ihrem Mann schwer zu fallen, zu akzeptieren, dass Karin auch ein Leben außerhalb des familiären und beruflichen Kontextes führt.

Monika (38) ist alleinerziehende Mutter von zwei hoch begabten Söhnen. Aufgrund ihrer besonderen Begabungen wohnen ihre Kinder nicht bei ihr zu Hause, sondern befinden sich während der Schulzeit in Internaten. Vor ihrer Ehe arbeitete Monika als Ärztin, fühlte sich aber durch die Anforderungen der Kinder und des Haushaltes dermaßen belastet, dass sie ihren Beruf aufgab. Da sie nun bereits länger nicht mehr praktiziert hat, ist ein Wiedereinstieg in den Beruf unwahrscheinlich.

Monikas Wohnung hat bislang noch niemand gesehen. Wenn sie sich mit jemandem verabredet, wählt sie öffentliche Treffpunkte wie Cafés. Sie trifft sich auch nicht gerne bei anderen, weil sie sich dann verpflichtet fühlt, eine Rückeinladung auszusprechen. Während ihrer Ehe, in welcher die von Monika empfundene Unordnung anwuchs, fühlte sie sich von ihrem Mann unverstanden und alleine gelassen. Durch die Aufgabe ihres Berufes fühlte sie sich zudem außerordentlich abhängig. Ihr Mann und sie konnten jedoch niemals darüber reden. Seit der Scheidung droht ihr Exmann mit dem Entzug des Sorgerechts wegen der Zustände in ihrem Haus. Dennoch fühlt sich Monika seit der Trennung besser, weil sie keinen Druck mehr für die Durchführung von Aufgaben bekommt, die sie nicht bewältigen kann.

Als letzte Frau dieser Gruppe möchte ich *Anita* (33 Jahre) beschreiben. Anita konnte zwar zu diesem Treffen nicht kommen, ich hatte sie jedoch schon zuvor besucht und das Gespräch mit ihr aufgezeichnet. Anita lebt alleine in einem Doppelhaus mit einem großen Garten. Das Sorgerecht für ihre drei Kinder wurde ihr vom Jugendamt der Stadt entzogen, da die Zustände in ihrem Haus nicht mit der Erziehung von Kindern vereinbar wären. Diese leben nun bei ihrem Vater, der sich von Anita hat scheiden lassen wegen ihrer Unordnung. Anita wird in den Medien gerne als der typische Messie präsentiert. Das Haus ist vollgestellt und zugemüllt, für Besucher wird mit Mühe ein Gang zu einem freien Stuhl geschaffen. Der einzige Platz im Haus, der Anita wirklich wichtig ist, ist ihr Bett. Dies hält sie möglichst frei, und von hier aus nimmt sie auch telefonisch Kontakt mit der Außenwelt auf. Ihren Mann hat sie in sehr jungen Jahren geheiratet. Wie alle anderen Frauen fühlte Anita sich zunehmend überfordert, die gewünschte Ordnung im Haus mit drei kleinen Kindern zu halten. Außerdem ist sie zusätzlich als Hauswirtschafterin berufstätig. Paradoxerweise schafft sie im Beruf perfekt das, was ihr im Haushalt misslingt.

Ein gutes Beispiel für die Diskrepanz zwischen beruflicher Tätigkeit und eigenem Haushalt stellt Anitas Küche dar. Zum Zeitpunkt meines Besuchs verfügt Anita seit Monaten über keinen sauberen Teller, saubere Tasse oder sauberes Glas mehr. Auf meine Frage, was sie daran hindern würde zu spülen, meinte sie, sie hätte niemals Zeit genug, um am Stück alles zu spülen, und bevor sie nur einen kleinen Teil wegspülen würde, würde sie lieber erst gar nicht beginnen. Zuerst müsste sie alle Gläser, dann alles Porzellan, dann erst die größeren Sachen spülen. Das hätte sie so gelernt, und dies würde sie nicht gerne anders machen. Hierzu muss sie jedoch zunächst den Geschirrberg in der Küche ordnen, und dafür hätte sie momentan keine Zeit. Außerdem hätte sie die Erfahrung gemacht, dass sie doppelt so lange für solche Tätigkeiten brauchen würde, wenn sie keine Lust dazu hätte, und sie hätte keine Lust.

Anita betont, dass der Müll sie nicht wirklich stört. Es stört sie, wenn andere ihn sehen. Aber für sie stellt der Müll einen Schutzwall dar. Sie bezeichnet sich selber als Dornröschen hinter der Dornenhecke. Ihre Umgebung ist ihr vertraut. Niemand kommt sie spontan besuchen. Sie lässt nicht jeden in ihr Haus herein. Aber sie wartet dennoch wie bei Dornröschen auf ein Wunder.

Offene Fragen

So unterschiedlich diese kurz beschriebenen Fälle auch sind, es fallen einige Gemeinsamkeiten und Unterschiede auf, die zu den Fragestellungen führen, die ich nachfolgend aufgreifen möchte.

Es mag auf den ersten Blick so erscheinen, dass Personen mit Desorganisationsproblemen Frauen mit Kindern sind. In dieser Selbsthilfegruppe waren überwiegend Frauen, die Kinder großziehen oder großgezogen haben, teilweise zusätzlich berufstätig waren und nicht nur keine Unterstützung von ihren Ehemännern erhalten, sondern zusätzlich noch Druck erfahren haben. Aber trifft dies auf alle Personen mit einem Desorganisationsproblem zu?

Lassen sich Kriterien finden, um Personen mit Desorganisationsproblemen zu beschreiben?

Weiterhin führen die hier aufgeführten Fälle womöglich zu dem Schluss, dass Desorganisationsprobleme ihre Ursache in einer Überforderung durch Doppel- oder Dreifachbelastungen haben. Deswegen ist die Frage nach den auslösenden Ereignissen wichtig und auch die Frage nach dem Verlauf der Störung. Die einzige Frau dieser Gruppe, die ihr Desorganisationsproblem bewältigt hat, ist Ursula.

Die Beziehungen der sechs Frauen zu ihren Partnern sind in mancherlei Hinsicht unbefriedigend. Alle stellen übereinstimmend am Schluss des Gesprächs fest, dass es schwierig war und ist, miteinander zu reden und dass die Unterstützung seitens der Partner mangelhaft war. Trifft dies für alle Beziehungen zu, oder sind diese Schwierigkeiten stärker ausgeprägt bei Personen mit einer Desorganisationsproblematik? Obwohl unzufrieden, bleiben einige Frauen in diesen Beziehungen. Diejenigen, die sich getrennt haben, haben dies erst nach Jahren getan. Ich finde es wichtig, diesen Aspekt näher zu betrachten. Lassen sich psychologische Prozesse identifizieren, welche die Besonderheiten bei der Gestaltung sozialer Beziehungen von Personen mit Desorganisationsproblemen beschreiben?

Ein weiterer Aspekt, der von allen Frauen genannt wird, sind die Normen von Ordnung, die auf ihnen lasten und an denen sie sich im Alltag messen. In jeder Gesellschaft gibt es für alle möglichen Verhaltensweisen und Gebiete Normen. Normen sind Richtlinien, die ein reibungsloses Miteinander ermöglichen sollen. Die Normen von Ordnung, denen sich Personen mit Desorganisationsproblemen gegenüber sehen, scheinen jedoch nicht hilfreich zu sein. Warum nicht? Warum lasten diese Normen so schwer auf diesen Personen? Warum nicht auf anderen?

Was mir an allen Gesprächen mit betroffenen Personen auffiel, war die Widersprüchlichkeit in der Selbstwahrnehmung: Einerseits fühlen sich viele betroffene Personen gravierend schlecht und leiden unter mangelndem Selbstwert, andererseits finden sich viele gleichzeitig auch toll, weil sie etwas besonderes sind, weil sie anders sind, weil sie sich für vielseitig, für ideenreich und kreativ halten. So bezieht Sabine viel Selbstwert aus dem Lob ihrer afrikanischen Freunde, sie wäre eben nicht typisch deutsch. Deswegen habe ich einige betroffene Personen gebeten, aufzuschreiben, was es bedeutet, ein Messie zu sein und habe versucht zu untersuchen, inwieweit Personen dieser Gruppe wirklich kreativer sind.

Auffallend ist, wieviele unterschiedliche Ursachen für die Aufrechterhaltung der Störung genannt werden. Ursula, Gerlinde und Karin leiden offensichtlich an perfektionistischen Ansprüchen. Sie haben Ideale an das Aussehen eines Haushaltes, die für sie wie für die meisten Menschen mit Kindern und ohne

Hilfe im Alltag unerreichbar sind. Bei Gerlinde kommt erschwerend ihre enge emotionale Bindung an die zahlreichen sie umgebenden Gegenstände hinzu. Das Gespräch mit Anita macht klar, dass sie ihre Besitztümer als schützende Hecke empfindet. Auf Außenstehende wirkt das große, vollgepackte Haus abweisend, auf manche gar abstoßend. Für Anita ist es die vertraute Umgebung, in der sie sich zurückziehen kann und in der sie Ruhe vor anderen Menschen findet. Weiterhin wird bei Anita ein psychologischer Prozess offenkundig, der sicherlich bei vielen Menschen wirksam ist, sobald sie anstehende Aufgaben aufschieben, nämlich eine geringe Frustrationstoleranz. Anita glaubt erst dann spülen zu können, wenn sie Lust dazu hat. Bei Sabine deutet sich ein anderes psychologisches Geschehen an: Ordnung ist bei ihr ein Ausdruck des inneren Zustandes. Freut sie sich auf eine Person, fühlt sie sich wohl mit einer Person, dann fällt es ihr leicht, das Haus herzurichten. Fühlt sie sich unwohl, dann lässt sie die Dinge schleifen und kann nicht aufräumen. Im Gegenteil: Sie schafft Unordnung. Die äußere Umgebung symbolisiert also bei ihr den inneren Zustand. Obwohl alle diese Frauen unter der Beschaffenheit ihrer Umgebung leiden beziehungsweise gelitten haben, liegen diesen Leiden unterschiedliche Prozesse zugrunde, die ebenfalls eingehend betrachtet werden.

Anita ist im Übrigen die einzige Frau aus der Gruppe, welche massiv mit der juristischen Seite von Desorganisationsproblemen konfrontiert wird. Bei Monika klingt dies ebenfalls durch die Drohungen ihres Exmannes an, ihr das Sorgerecht entziehen zu lassen. Das juristische Gesicht einer Angelegenheit enthüllt immer gesellschaftliche Regeln und soll deshalb auch thematisiert werden.

Schließlich fällt an den hier vorgestellten Fällen auf, dass durchaus nicht alle betroffenen Frauen zugemüllt leben. Wir finden hier eine Zusammenstellung des Spektrums der Gruppe desorganisierter Personen von pedantisch (Karin) bis ordentlich (Ursula, Gerlinde) über leicht unordentlich (Sabine) bis extrem unordentlich (Anita). Auch dies soll vertieft werden.

Aufbau des Buches

Zunächst möchte ich in Kapitel 2 versuchen, anhand bekannterer Störungen und Phänomene Verwandtschaften und Abgrenzungen zu einem Desorganisationsproblem vorzunehmen. So gibt es durchaus Überlappungen zu den sogenannten Aufmerksamkeitsdefizit-/Hyperaktivitätsstörungen, aber auch zu Zwangsstörungen. Auch die Verwandtschaft zum so genannten Diogenessyndrom ist unverkennbar. Im zweiten Kapitel versuche ich in einem ersten Schritt zu zeigen, dass keines dieser Phänomene ein Desorganisationsproblem vollständig beschreibt. Das Kapitel schließt ab mit einem Modell zum Aufschubverhalten, das ich wegen seiner Ursachenanalyse wichtig für ein Verständnis von Desorganisationsproblemen finde. Die in diesem Modell integrierten Ursachen werden im Laufe des Buches immer wieder auftauchen. Kapitel 2 enthält sicherlich keine erschöpfende Zusammenstellung von Überlappungsbereichen zu psychischen Störungen und Phänomenen. Ich habe mich lediglich auf die Störungen beschränkt, bei denen mir ein Zusammenhang am auffälligsten erschien.

Das dritte Kapitel ist eine Zusammenstellung aller empirischen Befunde, die Aussagen über den Beginn und den Verlauf von Desorganisationsproblemen erlauben. In der Hauptsache werden zwei Punkte näher analysiert, nämlich die Bedeutung von Ordnung in der Kindheit und es wird der Frage nach spezifischen ein Desorganisationsproblem auslösenden Ereignissen nachgegangen. Kapitel 4 beschäftigt sich dann mit dem Verlauf eines Desorganisationsproblems und seiner Gestalt. Die Kapitel 3 und 4 zusammen stellen also den Versuch einer Beschreibung von Desorgansationsproblemen anhand empirischer Untersuchungen dar. Die dadurch gewonnenen Erkenntnisse führten dann zu weiterführender Forschung, nämlich zu der Frage nach der Gestaltung sozialer Beziehungen (Kapitel 5), dem Selbstkonzept von Personen mit Desorganisationsproblemen (Kapitel 6) und dem Erleben von Ordnung und Unordnung (Kapitel 7). Kapitel 8 enthält Überlegungen zu den kulturellen Aspekten einer Desorganisationsproblematik, in Kapitel 9 schließlich arbeite ich die sich aus den Befunden ableitbaren Schlussfolgerungen für Therapie und Selbstheilung heraus.

Empirische Grundlagen

Der überwiegende Teil der Kapitel beruht also auf empirischen Untersuchungen, die ich zum großen Teil mit Studentinnen der Psychologie an der Universität Bielefeld durchgeführt habe. Die allererste Studie dazu habe ich 1998 begonnen. Sie stellte die Basis für die Untersuchung zusätzlicher Annahmen dar, die sich aus den Ergebnissen, aber auch aus Beobachtungen betroffener Personen und Gesprächen mit diesen ergeben haben. Tabelle 1 gibt einen Überblick über den Umfang der Untersuchungen, die Fragestellung und ihre Bedeutung für die hier ausgearbeiteten Kapitel.

Wie alles hat auch eine empirische Vorgehensweise Vor- und Nachteile. Es ist durchaus befriedigend, Annahmen überprüfen zu können, wenigstens wenn die verwendeten Methoden brauchbar sind. Es ist jedoch auch schwieriger, auf solche Weise gewonnene Erkenntnisse einem breiten interessierten Kreis von Lesern und Leserinnen, die mit den empirischen Grundlagen nicht vertraut sind, nahezubringen. Deswegen habe ich einen Kompromiss bei der Darstellung unserer Befunde gewählt und diese im Text leicht verständlich beschrieben, statistische Angaben habe ich dafür in die entsprechenden Abbildungen integriert. Den größten Vorteil in einem empirischen schrittweisen Vorgehen sehe ich darin, dass es einen davon abhält, ein Phänomen zu einfach beschreiben zu wollen. Die Wirklichkeit widersetzt sich häufig zu einfachen Erklärungsmodellen. Ich werde also auch zum Schluss dieses Buches nicht *die* Erklärung für Desorganisationsprobleme aus der Tasche zaubern, ich versuche nur, mich diesem Phänomen anzunähern.

UNTERSUCHUNG	FRAGESTELLUNG	ERHOBENE VARIABLEN	STICHPROBE	ERHEBUNGSART
1. Steins (1998)	Deskription von Messies	Horten und Sammeln Das subjektive Erleben von Ordnung und Unordnung Beeinträchtigung in unterschiedlichen Lebensbereichen Beginn der Störung Verlauf der Störung Komorbidität Auslösende Ereignisse	142 Personen mit Desorganisationsproblemen (Ø 43.63J., 126 w., 14 m.) 40 Personen in einer Kontrollgruppe (Ø 25J., 17 w., 22 m.)	Fragebogen (Post)
2. **Schröder** & Steins (2001)	Frustrationstoleranz bei Personen mit einem Desorganisationsproblem	Häufigkeit durchgeführter Routine-Tätigkeiten im Haushalt und am Arbeitsplatz Frustrierende Gefühle und Spaß Ausführen dieser Tätigkeiten	51 Personen mit Desorganisationsproblemen (Ø 47J., 39 w., 12 m.) 30 Personen ohne Desorganisationsprobleme (Ø 41J., 11 w., 19 m.)	Fragebogen (Post)
3. Steins (1999)	Analyse des Vorkommens von Depression und Essstörungen	Das Depressionsinventar nach Beck Das Bedürfnis nach sozialer Anerkennung nach Steins und Remy	30 Personen mit Desorganisationsproblemen (Ø 48J., 12 w., 18 m.) 30 Personen ohne Desorganisationsprobleme (Ø 36J., 11 w., 19 m.) 29 essgestörte Frauen 15 nicht-essgestörte Männer 15 nicht essgestörte Frauen	Fragebogen (Post)
4. Steins (2001)	Bindungsstile von Personen mit Desorganisationsproblemen	Bindungsstile erfaßt durch den Bielefelder Fragebogen zu Klientenerwartungen (BFKE)	34 Personen mit Desorganisationsproblemen (Ø 47J., 17 w., 12 m.) 39 Personen ohne Desorganisationsprobleme (Ø 24J., 21 w., 18 m.)	Fragebogen (Post)
5. Steins (2001)	Bindungsstile von Personen mit Desorganisationsproble-	Bindungsstile erfaßt durch die Skala Angst/Vermeidung nach Grau	80 Personen mit Desorganisationsproblemen (Ø 49J., 61 w., 19 m.)	Fragebogen (Post)

	men		81 Personen ohne Desorganisationsprobleme (Ø 38J., 35 w., 46 m.)	
6. Steins (2001)	Bindungsstile von Personen mit Desorganisationsproblemen	Bindungsstilkonstellation nach dem BFKE	7 Paare (eine Partner/Partnerin mit Desorganisationsproblemen, Ø 45J.)	Fragebogen (Post)
7. Steins (2000)	Das Selbstbild von Personen mit Desorganisationsproblemen	Fünf wichtige Aspekte von Messie-Sein sollen genannt werden	9 Personen mit Desorganisationsproblemen	Fragebogen (Post)
8. **Neujahr** & Steins (2001)	Kreativität von Personen mit Desorganisationsproblemen	Kreativitätspotenzial (Anregungsgehalt der Umwelt) Kreativität: Ideenvielfalt + Originalität Sortieren, Organisieren	12 Personen mit Desorganisationsproblemen (Ø 44J., 6 w., 6 m.) 12 Designer/innen Studierende; Gruppe 1 (Ø 36J., 6 w., 6 m. 12 Personen ohne Desorganisationsprobleme Gruppe 2; (Ø 43J., 6 w., 6 m.	Fragebogen Verhaltensbeobachtung Versuchsleiterin ist anwesend
9. **Schröder** & Steins (2001)	Verhalten beim Sortieren von Personen mit Desorganisationsstörungen	Anzahl gebildeter Stapel für Sortieren benötigte Zeit Verharren bei Objekten hierfür benötigte Zeit Anzahl sonstiger Unterbrechungen dafür benötigte Zeit	10 Frauen mit Desorganisationsproblematik (Ø 47J) 10 Personen ohne Desorganisationsprobleme (Ø 38J., 7 w., 3 m.)	Feldexperiment Versuchsleiterin ist anwesend
10. **Juuls** & Steins (2001)	Diskrepanz zwischen Real-und Idealzustand bei Personen mit Desorganisationsproblemen	Einschätzung des realen Zustandes Beruflich verschiedene Räume Einschätzung des realen Zustandes Ab wann wird geräumt? Dauer für das Aufräumen	10 Frauen mit Desorganisationsproblematik (Ø 38J) 10 Frauen ohne Desorganisationsproblematik (Ø 36J)	Einschätzung anhand von Bildermaterial Versuchsleiterin ist anwesend

Tabelle 1: Untersuchungen zu Desorganisationsproblemen

2. Vermüllung, Desorganisation, Packrats, Zwang & Co.: Wie kann man ein Desorganisations-problem definieren?

Bislang kann man ein Desorganisationsproblem noch nicht diagnostizieren. Als eigenständiges Syndrom existiert das, was Personen mit dieser Störung erleben, also nicht in den diagnostischen Manualen. Es gibt jedoch einige klinische Syndrome und Störungen, die einen Überlappungsbereich zu einem Desorganisationsproblem aufweisen. Diese sollen im folgenden beschrieben werden. Zunächst möchte ich ausführlich auf mögliche überlappende Symptome zur Aufmerksamkeitsdefizit-/Hyperaktivitätsstörung eingehen, insbesondere darum, weil zahlreiche Betroffene diese Störung als Erklärung für ihre eigenen Schwierigkeiten favorisieren. Weiterhin stelle ich das Diogenessysndrom kurz dar und gehe dann auf den Überlappungsbereich zu Zwangsstörungen ein. Ein Modell zum Aufschubverhalten schließt dieses Kapitel.

Aufmerksamkeitsdefizit-/Hyperaktivitätsstörung

Die so genannte Aufmerksamkeitsdefizit-/Hyperaktivitätsstörung (ADHD) ist insbesondere als Störung des Kindes- und Jugendalters bekannt geworden. Döpfner (1) kristallisiert als charakteristisch für ADHD insbesondere drei Kernsymptome heraus: *Störungen der Aufmerksamkeit,* die sich vor allem in der mangelnden Stetigkeit und Zielgerichtetheit des Verhaltens niederschlagen, *Hyperaktivität,* das heißt, eine exzessive motorische Unruhe, die besonders in Situationen auftritt, die relative Ruhe verlangen und *Impulsivität,* die sich sowohl auf der kognitiven Ebene in vorschnellem, unüberlegten Handeln niederschlagen kann, als auch auf der emotionalen Ebene durch eine ungenügend entwickelte Fähigkeit zum Belohnungsaufschub charakterisiert ist.

Die starke Situationsabhängigkeit des Auftretens dieser zentralen Symptome, die sich vornehmlich nur dort zeigen, wo eine längere Aufmerksamkeitsspanne und zielgerichtetes Arbeiten verlangt werden (2), führt dazu, dass das symptomatische Verhalten in der für das Kind neuen und interessanten diagnostischen Untersuchungssituation nur in ca. 15 % der Fälle direkt beobachtbar ist (3). Wenn die Symptomatik abnorm in Relation zu Alter und

Intelligenz ausgeprägt ist, vor dem sechsten bis siebten Lebensjahr beginnt, in mehreren Situationen beziehungsweise Lebensbereichen auftritt und über einen längeren Zeitraum andauert, wird nach dem DSM-IV[2] (ADHS, englisch: ADHD) (4) von einer Aufmerksamkeitsdefizit-/Hyperaktivitätsstörung gesprochen und nach dem ICD-10 von hyperkinetischen Störungen (5).

Die sich aus ADHD ergebenden Sekundärstörungen und Komorbiditäten, also mit der Störung zusammen auftretenden weiteren psychischen Auffälligkeiten sind nicht unerheblich: Schul- und Lernschwierigkeiten sind bei aufmerksamkeitsgestörten Kindern die Regel (6-8). Eltern klagen über allgemeine Erziehungsschwierigkeiten (9), welche sich durch die verstärkte Verwendung von Bestrafung, häufigeres negatives Steuerungsverhalten und vermehrtes Auftreten negativer Reaktionen bei Konflikten ausdrücken (10). Diese vermehrten negativen Reaktionen zeigen sich ebenfalls in den Geschwisterbeziehungen (11) sowie in den Beziehungen zu Gleichaltrigen (12), von denen Kinder mit ADHD häufig gemieden werden (13). Ähnlich negative Interaktionsmuster wie in der Beziehung zu den Eltern lassen sich auch für die Interaktionen mit den Lehrern bestätigen (14). Die Untersuchungen zu den emotionalen Auswirkungen von ADHD auf die betroffenen Kinder selbst weisen dagegen uneinheitliche Befunde auf. Es scheint eine erhöhte Wahrscheinlichkeit vorzuliegen, dass Kinder mit ADHD affektive Störungen ausbilden (15-16) und ebenfalls Angstsymptome entwickeln können (15,17).

Aufgrund der vielfältigen Lebens- und Funktionsbereiche, die bei Kindern mit Aufmerksamkeitsstörungen beeinträchtigt sind, geht man heute davon aus, dass auch die Therapie mehrdimensional und in jedem einzelnen Fall individuell kombiniert erfolgen sollte. Da die Pharmakotherapie die am schnellsten wirkende Therapieform ist, eignet sie sich besonders bei akuten Krisen, die einer schnellen Intervention bedürfen. Neben bislang belegten positiven Wirkungen, wie verbesserte Aufmerksamkeit, verringerte motorische Unruhe, verminderte Impulsivität, positivere soziale Interaktionen, leicht verbesserte schulische Leistungen und besserer graphomotorischer Ausdruck (18-19) können sich jedoch auch immer eine Reihe von unerwünschten Arzneimittelwirkungen einstellen, die sich in Form von Schlafstörungen, Appetit- und Gewichtsverlust, Bauch- und Kopfschmerzen, Reizbarkeit, depressiven Verstimmungen, Angst und Nägelkauen, motorischen Ticstörungen äußern (20-22).
Da sich jüngere Kinder vorwiegend als soziales Äußere beschreiben (23), das heißt, sich selbst durch physische Merkmale und soziale Beziehungen definieren (z.B.: „Ich habe blaue Augen.“, „Ich habe eine Schwester.“), und weniger durch psychische Eigenschaften (z.B. „ Ich bin klug und ich bin mu-

[2] Diagnostic and Statistical Manual of Mental Disorders, ein Diagnoseinstrument der American Psychiatric Association. Das ICD-10 (Internationale Klassifikation psychischer Störungen) stellt ein international verwendetes Pendant dazu dar.

tig.") ist davon auszugehen, dass Kinder mit ADHD, die sich von unauffälligen Kindern in einer Reihe offensichtlicher Fertigkeiten und Aktivitäten unterscheiden, wie zum Beispiel in ihrer Schulleistung, sich in diesen Bereichen negativer bewerten sollten als andere Kinder. Weiterhin schreiben Kinder Erwachsenen ein Expertenwissen über sich selber zu und leiten daher das Wissen über sich als Kind aus den Aussagen wichtiger Bezugspersonen ab. Gerade aber die Interaktionen mit Erwachsenen gestalten sich für betroffene Kinder häufig vergleichsweise negativ, so dass davon auszugehen ist, dass das Selbstkonzept eines Kindes mit ADHD in besonderem Maße von den Einstellungen relevanter Personen zu der Störung und den damit verbundenen Problemen abhängt.

Betroffene Kinder leiden unter einem durchschnittlich niedrigeren Selbstwert im Vergleich zu Kindern, die beispielsweise Symptome einer Legasthenie zeigen, und auch im Vergleich mit unauffälligen Kindern (24). Aufgrund der Kernsymptome von Kindern mit ADHD können sie vermutlich Anforderungen in verschiedenen Situationen nicht adäquat bewältigen. Das führt dazu, dass zum einen das Kind mit sich selbst unzufrieden ist, zum anderen auch die jeweiligen Interaktionspartner mit dem Kind nicht zufrieden sind und es so zu eher negativen Interaktionsmustern kommt. Als Folge dieser Unzufriedenheit und negativen Interaktionen vermindert sich das Wohlbefinden und damit die Lebensqualität von Kindern mit ADHD. Durch eine Behandlung mit Ritalin verbesserte sich der Selbstwert der Kinder beträchtlich, so dass die Unterschiede zu den beiden anderen Gruppen verschwanden. Durch Ritalin verminderten sich also die Kernsymptome der Störung, und Anforderungen konnten besser bewältigt werden. Als Folge hiervon steigt möglicherweise die Zufriedenheit des Kindes und seines Interaktionspartners an, und es kann zu positiverem Feedback und verbesserten Interaktionen mit dem Effekt eines gesteigerten Wohlbefindens kommen. Dennoch ist bekannt, dass die Symptome der Störung nach dem Absetzen des Medikamentes wiederkehren. Günstig scheint es zu sein, die Zeit der Medikation für verhaltenstherapeutische Interventionen zu nutzen, so dass das Kind in einem aufnahmebereiten Zustand Strategien erlernen kann, die einen kontrollierteren Umgang mit der Störung ermöglichen.

ADHD und Desorganisationsprobleme

Wie äußert sich aber ADHD bei Erwachsenen und wie könnte es mit einem Desorganisationsproblem zusammenhängen? Die Symptome bei Erwachsenen werden häufig deswegen nicht richtig interpretiert, weil ADHD eher mit Kindern und Jugendlichen assoziiert wird (25). Aber auch bei Erwachsenen können Symptome wie Aufmerksamkeits- und Konzentrationsstörungen (Schwierigkeiten, zuzuhören, Schwierigkeiten, ausdauernd zu lesen) und motorische Störungen (Schwierigkeiten, still zu sitzen) vorkommen, die deswegen möglicherweise nicht auffallen, weil die Berufswahl der Betroffenen bereits auf diese Symptome zugeschnitten ist. Bei Erwachsenen mit ADHD fallen zusätzlich eine Reihe von Verhaltensstörungen auf. So treffen sie überdurchschnittlich häufig impulsive Entscheidungen, wechseln beispielsweise häufig die Arbeitsstelle und auch den Partner/die Partnerin. Weiterhin – und hier sehen wir eine wichtige Überlappung zu den von einem Desorganisationsproblem betroffenen Personen – wird als charakteristisches Merkmal *„Unordnung und chaotische Organisation im beruflichen wie privaten Bereich"* (S. 546) genannt. *„Aus dem unaufgeräumten Kinderzimmer des betroffenen Kindes und Jugendlichen wird die chaotische Wohnung, aus dem unordentlichen Schulpult der Schreibtisch mit mehreren Lagen aufeinander getürmter Papiere und Bücher. Begonnene Arbeiten werden nicht zu Ende gebracht, ständig neue in Angriff genommen. Der Haushalt einer Frau mit HKS*[3] *ist chaotisch, im Kühlschrank stapeln sich in buntem Durcheinander Speisen, deren Haltbarkeit z.T. längst abgelaufen ist. Die Erledigung der Wäsche stellt sie vor nahezu unlösbare Probleme, die Berge ungewaschener und noch zu bügelnder Wäsche verursachen neben dem sonstigen Chaos eine erhebliche Selbstwertproblematik."* (S. 546-547).

So bestechend zutreffend diese Beschreibung für desorganisierte Personen ist, sollte man jedoch nicht vergessen, dass dieses Symptom nur eines unter vielen ist und als einziges Symptom nicht ausreichen kann, um ADHD zu diagnostizieren. Ein gestörtes Sozialverhalten wird als weitere Verhaltensauffälligkeit genannt. Wichtig sind vor allem die emotionalen Störungen, die mit ADHD bei Erwachsenen einhergehen. So fällt ein grundlegender Zustand von allgemeiner Langeweile, Unzufriedenheit und Lustlosigkeit auf, der durch risikoreiches Verhalten (vor allem im Straßenverkehr) und expressive Aus-

[3] Diese Formulierung der Autoren (25) kann ich nicht ohne Anmerkung stehen lassen: Es wird nicht erwähnt, ist aber zu vermuten, dass auch der Haushalt eines von HKS betroffenen Mannes so aussieht wie der hier beschriebene. Allerdings ist es dann wahrscheinlich, dass dieser Mann Single ist: Wie eine Studie von Schröder und mir ergab, leiden männliche Desorganisierte in einer Partnerschaft nicht so sehr unter dem Zustand des Haushaltes, die Frau räumt hier auf. Diesen Vorteil genießen in Partnerschaft lebende desorganisierte Frauen viel seltener.

brüche (zum Beispiel Wutanfälle) unterbrochen wird. Die Überlappung zu Depression wird ebenfalls hervorgehoben. Schließlich weisen Erwachsene mit ADHD eine hohe Stressintoleranz auf. Stehen sie unter Stress, erhöht sich die Wahrscheinlichkeit impulsiver Reaktionen.

Für eine Diagnose von ADHD bei Erwachsenen sollten von den Kriterien Affektlabilität, Desorganisation, Gefühlsausbrüche, emotionale Überreaktion und Impulsivität mindestens zwei Symptome vorliegen (25, 26). Notwendig für eine Diagnose aber ist das zusätzliche Vorliegen von Hyperaktivität und Konzentrationsstörungen.

Interessanterweise interessieren sich von einer Desorganisationsproblematik betroffene Personen sehr für ADHD. Manche von ihnen lassen sich auch Ritalin verschreiben. Dabei wird in jedem ernst zu nehmenden Artikel über die Wirkungen von Methylphenidat, des in Ritalin enthaltenen Wirkstoffes neben den positiven Wirkungen des Medikamtes auch betont, dass nach seinem Absetzen die Symptome ohne therapeutische Interventionen wiederkehren. Die Faszination der betroffenen Personen von ADHD erklärt sich möglicherweise aus einem starken Wunsch nach einer einfachen Lösung wie der Einnahme eines Medikamentes. Zudem kommt, dass einige Wissenschaftler ADHD mit sehr positiven Attributen belegen, wie beispielsweise Kreativität, so dass die betroffenen Personen sozusagen noch einen Krankheitsgewinn davontragen können. Dazu kommen wir noch näher in Kapitel 6.

Die einzige konstante Überlappung, die ich zwischen ADHD und einer Desorganisationsproblematik erkennen kann, liegt in der affektiven Labilität und der Desorganisation, das heißt, zwei der fünf Symptome treffen mit Sicherheit auf viele desorganisierte Personen zu, aber auch nicht auf alle, denn bei manchen desorganisierten Personen wie beispielsweise bei Karin, besteht Desorganisation nur in der Selbstwahrnehmung. Fest steht, dass zur Zeit zu den Ursachen von ADHD kein gesicherter Erklärungsansatz existiert.

Das Diogenessyndrom

Desorganisation weist ebenfalls eine Schnittstelle zu dem so genannten Diogenessyndrom auf. Der griechische Philosoph Diogenes entsagte allem Wohlstand, wollte nichts besitzen und lebte daher in einer Tonne. Dort hauste er scheinbar in einem Zustand, der sich von dem Lebensstandard Anderer als verwahrlost abhob. Klosterkötter und Peters (27) prägten diesen Begriff, um die bei älteren Menschen mitunter zu beobachtende Vernachlässigung des eigenen Erscheinungsbildes und Eigentums zu beschreiben. Diese kommt oft dadurch zustande, dass die betroffenen älteren Personen anfangs unter mangelndem sozialen Kontakt leiden und sich immer mehr sozial isolieren und vernachlässigen.

Desorganisation als Zwangsstörung

Insbesondere wenn wir uns auf das Symptom des Hortens konzentrieren, entsteht eine Schnittstelle zu der so genannten Obsessive-Compulsive-Disorder (OCD) laut DSM-IV beziehungsweise einer Zwangsstörung. Wie wir sehen werden, hortet und sammelt eine Teilgruppe betroffener desorganisierter Personen die unterschiedlichsten Gegenstände in einem Ausmaß, das für andere Personen nur schwer nachvollzogen werden kann. Hinzu kommt, wie bei Anita, dass Betroffene diese Gegenstände weder ordnen, noch sich wieder von ihnen trennen. Andere wiederum ordnen diese Gegenstände zwanghaft.

Randy O. Frost und seine Mitarbeiter und Mitarbeiterinnen forschen seit nahezu zehn Jahren zu diesem Symptom, wobei sie zahlreiche der in den Vereinigten Staaten Amerikas so genannten Packrats (übersetzt: Buschschwanzratten) hierzu untersucht haben. Auf der Basis seiner Befunde kommt Frost zu einem kognitiv-behavioralen Modell, also einem Erklärungsansatz, der sowohl Prozesse der Informationsverarbeitung als auch Verhaltenskomponenten umfasst.

Der Erklärungsansatz beschreibt vier mögliche Ursachen, die sich gegenseitig bedingen und zu einem zwanghaften Horten von Besitztümern führen (siehe Abbildung 1). Erstens können *Defizite der Informationsverarbeitung* vorliegen. Betroffene Personen haben möglicherweise Schwierigkeiten, sich zu entscheiden. Zwanghafte Personen wollen alles perfekt machen. Perfektionismus ist die Kehrseite der Angst, Fehler zu machen, also Fehlentscheidungen zu treffen. Diese Angst führt zu einem Aufschieben von Entscheidungen und zur Unterlassung von Handlungen. Bezieht man diese Prozesse ganz konkret auf Dinge, dann ergibt sich folgendes Bild: Eine Person hat beispielsweise zweimal ihren Fernseher reparieren lassen, jetzt ist er wieder kaputt. Eine Inspektion des Gerätes ergibt, dass die Reparatur sich nicht mehr lohnt. Aber vielleicht kann man ja das eine oder andere Teil des Geräts noch mal gebrauchen, wenn der neue Fernseher kaputtgeht? Wahrscheinlich ist das nicht, aber würde man sich nicht ärgern oder sogar schuldig fühlen, wenn man ihn nun einfach auf den Müll wirft und später stellt sich vielleicht heraus, dass man genau das Teil hätte austauschen können, was dann bei dem Neuen irreparabel war? Weiterhin können Informationen nicht effizient kategorisiert und organisiert werden. Zwanghafte Personen haben durchschnittlich komplexere und detailreichere Konzepte. Daher brauchen sie für die Zuordnung von Informationen mehr Zeit. Beim Aufräumen führt dies möglicherweise zu Zuordnungschwierigkeiten. Wenn eine betroffene Person beispielsweise einen Bücherschrank aufräumen möchte, kann sie einerseits die Bücher nach Autoren, Farbe, Alphabet, Sympathie, Bereichen usw. ordnen. Je komplexer aber ihr Ordnungssystem wird, sie möchte beispielsweise nach Farbe, Alphabet und Bereich ordnen, desto länger wird das Aufräumen dauern. Das dritte

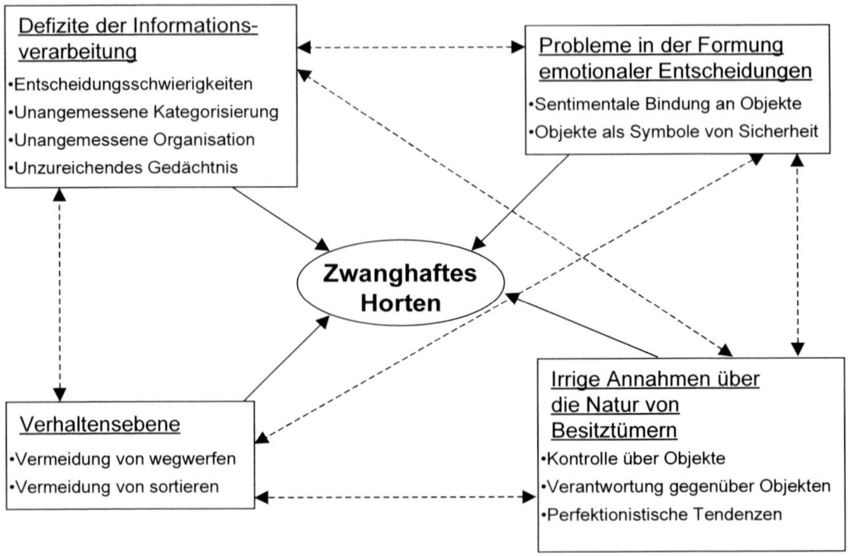

Abbildung 1: Das Modell von Frost und Hartl zum Horten

Informationsverarbeitungsdefizit besteht in einem unzureichenden Gedächtnis. Aus Angst, beispielsweise etwas Wichtiges zu vergessen, bleiben dann Gegenstände, die an unerledigte Aufgaben erinnern, einfach liegen, um als Erinnerungsmarker zu dienen. Zu viele Erinnerungsmarker verhindern jedoch ein übersichtliches und planvolles Handeln und verstärken die bereits bestehenden Entscheidungsschwierigkeiten.

Der zweite Ursachenkomplex besteht in *Problemen in der Formung emotionaler Bindungen.* Hier steht insbesondere die Bindung betroffener Menschen zu ihren Objekten im Mittelpunkt, also zu den Dingen, mit denen sie sich umgeben. Auch beschädigte Dinge können nicht weggeworfen werden, weil sie bestimmte Erinnerungen symbolisieren – hier sind die Betroffenen emotional an ihre Besitztümer gebunden, die Dinge werden personifiziert. Dies wird als stark sentimentale Objektbindung bezeichnet. Objekte können den betroffenen Personen auch das Gefühl von Sicherheit und Behaglichkeit vermitteln und werden also ständig vermehrt.

Auf der *Verhaltensebene* als dritte Ursache lässt sich Vermeidung des Fortwerfens wegen möglicher Fehler und emotionaler Aufregung feststellen (Vielleicht tut es uns leid, wenn wir etwas fortgeworfen haben und merken später, dass wir es noch gebrauchen könnten, vielleicht bereuen wir das Wegwerfen, weil wir damit ein schönes Erlebnis vergessen!). Dazu kommt, dass mit der Anhäufung von Dingen auch die Vermeidung anwächst, diese zu ordnen. Je länger man aber diese Arbeiten vermeidet, desto anstrengender werden sie und desto stärker werden sie wiederum vermieden.

Als vierte mögliche Ursache werden *irrige Annahmen über die Natur von Besitztümern* identifiziert. Betroffene Personen möchten die absolute Kontrolle über ihre Objekte haben. In Folge dessen wird der Besuch von anderen auch mit Misstrauen betrachtet und als Eingriff in den eigenen Machtbereich wahrgenommen. Gleichzeitig empfinden viele hortende Menschen auch eine große Verantwortung gegenüber ihren Dingen. Diese Verantwortung rührt teilweise von den emotionalen Bindungen an die Objekte. Da diesen oft menschenähnliche Eigenschaften zugesprochen werden, erhöht sich auch das Gefühl persönlicher Verantwortung diesen Dingen gegenüber. Dies ist ein Umgang mit Objekten, der von Piaget als Animismus bezeichnet wurde. Kinder bis zu einem bestimmten Alter nehmen Objekte nicht als leblose Dinge wahr, sondern sprechen den unbelebten Objekten in ihrer Umwelt eine Seele zu. Weiterhin vertreten hortende Menschen häufig die Annahme, dass die Objekte perfekt geordnet sein sollten.

Dieses Modell liefert plausible Erklärungen für die Entstehung des Hortens, wie dieses erlebt wird und warum es schwer sein wird, dies wiederum zu ändern. Dennoch ist es wichtig zu sehen, dass viele Personen mit Desorganisationsstörungen nicht horten. Auch das für Zwangserkrankungen typische starre Einhalten von Regeln der Ordnung ist bei desorganisierten Personen nicht ohne weiteres zu erkennen. Allerdings entwickeln desorganisierte Personen, wie wir später noch sehen werden, mitunter zwanghafte Verhaltensweisen, wenn sie bestimmte Ordnungssysteme anwenden. Möglicherweise haben wir es hier mit einem Kontinuum zu tun: Auf der einen Seite haben wir Personen, die zwanghaft bestimmte Ordnungskriterien aufbringen müssen und auch die Disziplin haben dies zu tun, so wie Karin. Auf der anderen Seite haben wir Menschen, die zwar gerne Ordnung hätten, diese aber aus uns noch nicht bekannten Gründen nicht herstellen.

Es ist allerdings fraglich, ob es tatsächlich sinnvoll ist, Horten unter „Zwangsstörungen" zu kategorisieren. Horten kann möglicherweise ein Symptom mehrerer anderer Störungen sein, wie kognitive und psychotische Störungen, Ess- und Zwangsstörungen (29). Die Verhaltensweise Horten findet sich dementsprechend häufig in gänzlich verschiedenen Stichproben, wie bei Anorektikerinnen (30), bei Zwangsstörungen (31) und psychotischen Störungen (32).

Wichtig erscheint mir, dass hortende Menschen einige Gemeinsamkeiten aufweisen, wie sie von Frost und Hartl ausgearbeitet wurden.

EIN MODELL ZUM AUFSCHUBVERHALTEN

Abschließend in diesem Kapitel möchte ich ein Modell zum Aufschubverhalten vorstellen, das von Ellis und Knaus bereits 1977 formuliert wurde und in dem sie die psychologischen Wirkfaktoren herausarbeiten, die mit dem Aufschieben von Tätigkeiten verbunden sind. Zunächst möchte ich die Schnittstelle zwischen einer Desorganisationsproblematik und Aufschieben herausarbeiten.

Was ist Aufschieben?

Aufschieben ist eine Tätigkeit, die jeder von uns kennt. Man nimmt sich vor, beispielsweise die Einkommensteuererklärung zu machen. Ist aber der Tag herangekommen, der dafür eigentlich vorgesehen war, verschiebt man diese Tätigkeit um eine Woche. Stattdessen verrichtet man angenehmere Arbeiten. Dieses Aufschieben wiederholt sich so lange, bis man unter Zeitdruck gerät und nun alles „auf den letzten Drücker" machen muss, ob man will oder nicht. Unter Druck entsteht Stress, durch Stress unterlaufen Fehler und so hat man eigentlich selten das befriedigende Gefühl, etwas wirklich richtig gemacht zu haben und nimmt deswegen wiederum Dinge nicht rechtzeitig in Angriff, weil man die Befriedigung rechtzeitig erledigter Dinge nicht als Anreiz vorwegnehmen kann.

Was bedeutet also Aufschieben? Eine Person, die aufschiebt, zögert, zaudert, schiebt auf, vertagt. Die simple Folge von Aufschieben ist, dass die Probleme, die aufgeschoben werden, ungelöst bleiben und deren Anzahl sich erhöht. „Was Du heute kannst besorgen, das verschiebe nicht auf morgen!" Alle kennen diesen Satz und fast jede Person hat einen oder mehrere Lebensbereiche, wo dieser Anwendungssatz nicht beherzigt wird. Was passiert hier? Der sich immer wieder abspielende Prozess des Aufschiebens ist generell der gleiche, gleichgültig, welcher Lebensbereich davon betroffen ist.

Schritt 1: Man möchte etwas tun, auch wenn man es nicht unbedingt tun möchte, weil es aus einem selber kommt, sondern, weil man sich einen Vorteil davon verspricht. Alltagshandlungen sind ein gutes Beispiel dafür wie Spülen, Waschen, Bügeln, Aufräumen. Die wenigsten Menschen spülen beispielsweise aus einer inneren Berufung heraus, sondern weil sie sich davon die Aufrechterhaltung eines funktionierenden Haushaltes versprechen. Auch Handlungen, die über solche so genannten Alltagsroutinen hinausgehen, werden in der

Regel dadurch motiviert, dass die Vorteile deren Ausübung größer sind als die Nachteile. So hat nahezu jeder erwerbstätige Mensch Phasen in seinem Berufsleben, in denen er lieber nicht seinen Arbeitsplatz aufsuchen würde als dies doch zu tun. Die Vorteile, gegen die eigenen Widerstände doch die Arbeit zu machen, sind größer als die Nachteile, welche in diesem Fall durch Sanktionen wie beispielsweise eine Abmahnung gekennzeichnet wären.

Schritt 2: Aus dieser motivationalen Lage heraus - Vorteile für eine Handlung sind größer als die Nachteile, die man bei der Unterlassung dieser Handlung in Kauf nehmen müsste - entscheidet man sich für die entsprechende Handlung. Diese Entscheidung kann sich mehr oder weniger automatisch abspielen. Bei so genannten Alltagsroutinen entscheiden wir sekundenschnell und ohne bewusst darüber nachzudenken, was zu tun ist. Bei langwierigeren Tätigkeiten entscheiden wir schon bewusster, ob wir genug Zeit zur Verfügung haben, um die entsprechende Handlung oder Teile der Handlung in Angriff zu nehmen. Wenn wir müde sind, lustlos oder krank, bedürfen Handlungen, die wir sonst automatisch erledigen, bewusster Entscheidungen, weil wir abschätzen müssen, ob wir genug Kraft haben, die entsprechenden Handlungen auszuführen.

Schritt 3: Nun kommt ein interessanter Punkt, der grundsätzlich den Beginn des gesamten Aufschubprozesses darstellt: Ohne dringenden Grund verschiebt man die entsprechende Handlung.

Schritt 4: Während dieser ersten Aufschubphase sind einem die wachsenden Nachteile - oder anders ausgedrückt - Mängel an Vorteilen des Aufschubs sehr wohl bewusst. Man ist durchaus in der Lage, diese Situation zu beobachten.

Schritt 5: Dennoch - obwohl die Nachteile offensichtlich werden, schiebt man die Handlung weiter auf.

Schritt 6: Ins Spiel kommt nun ein ebenfalls wichtiger und interessanter, weiterer Punkt im Aufschubprozess, nämlich, man beginnt nun auf irgendeine Weise psychologisch auf den Aufschubprozess zu reagieren. Nachteile, die man durch Unterlassung eigener Handlungen vermehrt, müssen auf irgendeine Art und Weise gerechtfertigt werden. So kann man beginnen, sich selber für das Aufschieben der eigentlich geplanten Handlungen abzuwerten - man ist eben ein wertloses Subjekt. Deswegen kann man selbst die banalsten Tätigkeiten, die andere Menschen mit links erledigen, nicht bewerkstelligen. Eine weitere Möglichkeit ist, dass wir Rechtfertigungen verwenden, um den Aufschubprozess zu erklären, so genannte Rationalisierungen. Wir können beispielsweise nicht spülen, weil immer, wenn wir endlich damit beginnen wollen, das Telefon klingelt. Wenn wir dann endlich Zeit dafür hätten, sind wir zu müde. Eine sehr effiziente Weise, den bisherigen Aufschub zu rechtfertigen, ist es, das Vorhaben endlich ganz und gar aufzugeben.

Schritt 7: Sollte man jedoch das Vorhaben nicht aufgegeben haben, kann man nun die Handlung noch weiter aufschieben.

Schritt 8: Bei den meisten Menschen ist nun ein Zeitpunkt erreicht, an dem sie die zu erledigende Handlung entweder auf den „letzten Drücker" und damit häufig auch schlecht ausführen. Es wird schnell gespült, bevor der Besuch kommt. Oder ein Referat, für dessen Vorbereitung man eigentlich drei Monate Zeit hatte, wird am Abend vorher eher schlecht als recht aber schnell vorbereitet. Einige Menschen schieben aber auch an diesem Zeitpunkt weiter auf, wodurch sich oft Handlungen, die man ausführen wollte, „von selbst" erledigen, einfach aus dem Grunde, weil deren Erledigung zu spät kommt.

Schritt 9: Wegen der Verspätung beziehungsweise der durch Zeitmangel bedingten Erledigung fühlt man sich schlecht und macht sich Vorwürfe.

Schritt 10: Man versichert sich, dass so ein Aufschub nie wieder vorkommt und dass man es diesmal wirklich ernst meint damit, diese Aufschubtendenzen in den Griff zu bekommen.

Schritt 11: Nicht lange danach, insbesondere bei einem komplizierten Vorhaben, schiebt man wieder auf.

Aufschieben ist dann kein Problem, wenn man Tätigkeiten entlang ihrer angemessenen Prioritäten zeitlich verteilt. Vielbeschäftigte Personen können nicht alles gleichzeitig machen, sondern müssen sinnvolle Zeiteinteilungen machen. Die wichtigsten Dinge sollten an erster Stelle stehen und die unwichtigen Dinge an letzter Stelle. Nur, was ist wirklich wichtig? Im Zustand des Aufschiebenwollens werden eben unwichtige, aber angenehme Dinge wichtig und unangenehme, aber wichtige Dinge unwichtig, und die Prioritätenliste verschiebt sich realistisch betrachtet dysfunktional für ein einigermaßen geordnetes Leben. Aufschieben ist auch dann kein wirkliches Problem, wenn Aufgaben, deren Nicht-Erledigung keine negativen Konsequenzen nach sich ziehen, aufgeschoben werden. Aufschieben wird aber dann zu einem großen emotionalen und auch praktischen Problem, wenn wichtige Aufgaben in unterschiedlichen Lebensbereichen beständig aufgeschoben werden. Wir müssen uns nur vorstellen, was passiert, wenn beispielsweise so triviale Haushaltstätigkeiten wie Spülen und Geschirr abräumen nicht erledigt werden. Aus trivialen Tätigkeiten können äußerst schnell Arbeitsberge werden, die weitere Probleme nach sich ziehen.

Ursachen von Aufschubverhalten

Das von Ellis und Knaus dargestellte Modell widmet sich nun der Frage: Was hindert uns daran, Aufgaben zu erledigen, deren Nicht-Erledigung uns nur Ärger und Verdruss bereiten? Der wissenschaftliche Ausgangspunkt des Modells ist, dass Ereignisse in der äußeren Umwelt, Gedanken, Verhaltensweisen und Gefühle eng verwoben sind (siehe Abbildung 2). Allerdings werden Gefühle und Verhaltensweisen insbesondere durch die eigenen Gedanken, Bewertungen, Einstellungen und Schlussfolgerungen hinsichtlich der Ereignisse in der Außenwelt vermittelt. Dies ist ein sehr alter Gedanke, der besonders während der Antike in vielen Schulen gelehrt wurde. So schreibt der griechische Philosoph Epiktet, dass es nicht der Tod sei, der uns beunruhigt, sondern unsere Gedanken und Vorstellungen über den Tod. Konkret auf eine Desorganisationsproblematik bezogen stellt sich das Modell so dar: Es sind unsere eigenen Gedanken, Vorstellungen und Einstellungen über das Spülen, die verhindern, dass wir entsprechende funktionale Verhaltensweisen und Gefühle zeigen. Aber welche Vorstellungen sind hier wirksam?

Ellis und Knaus Gedanken hierzu sind in Abbildung 3 veranschaulicht. Vier verschiedene Bewertungssysteme können demnach identifiziert werden, die mit einer Aufschubproblematik zusammenhängen. Um das Modell zu verstehen, ist es wichtig, zu wissen, dass diese vier Ursachen alle miteinander zusammenhängen können. Sie können also einzeln auftreten, müssen dies aber nicht. Eine *geringe Frustrationstoleranz* ist die wichtigste und auch die am weitesten verbreiteste Ursache für Aufschieben in diesem Modell. Damit ist nicht gemeint, dass betroffene Personen faul sind, sondern dass sie eine starke Angst vor Anstrengung erleben, weil sie dysfunktionale Einstellungen gegenüber für sie unangenehmen Arbeiten verinnerlicht haben. Es herrschen beispielsweise angesichts eines abzuwaschenden Geschirrberges einerseits Einstellungen vor wie auch Anita sie äußerte „Ich habe keine Lust dazu". Dies alleine ist keine so genannte dsyfunktionale Einstellung. Die meisten Menschen haben keine Lust dazu, abzuwaschen, tun es aber trotzdem. Zu „Ich habe keine Lust dazu" kommen dann Folgerungen wie beispielsweise „Ich mache es, wenn ich Lust dazu habe, dann geht es doppelt so schnell". Dies ist eine unlogische Schlussfolgerung, weil sie oft nur eine Rationalisierung, also eine psychologische Rechtfertigung für das Vermeiden einer Tätigkeit darstellt, die man auch genauso gut ohne Lust machen könnte. Oder es kommt der bewertende Satz hinzu „Dann ist es einfach zu anstrengend und das kann ich nicht gut ertragen". Diese Bewertung hört sich auf den ersten Blick harmlos an, ist es aber nicht. Bewertungen wie „zu anstrengend" oder Schlussfolgerungen wie „Ich kann es nicht ertragen" machen aus einem erträglichen Zustand einen unerträglichen. Auf unerträgliche Zustände aber reagieren wir mit Angst, Abwehr, ja mitunter auch mit Panik.

Hier kommt die Methode der Disputation ins Spiel. Indem man lernt, mit sich selber über die Dysfunktionalität der eigenen Annahmen zu disputieren, gewinnt man mehr Kontrolle über die automatisch ablaufenden Bewertungen, die erworben wurden und damit auch mehr Kontrolle über das eigene Verhalten. Eine Disputationsstrategie für das Beispiel Spülen ist die Frage: „Warum muss ich warten, bis ich Lust habe? Muss ich doppelt so schnell spülen können, um anzufangen zu spülen?“ oder „Warum soll mir Spülen Spaß machen müssen? Kann ich nicht auch spülen, wenn ich keinen Spaß dabei habe und mich hinterher dafür belohnen?“ oder „Wo ist der Beweis dafür, dass es zu anstrengend ist?“ „Was ist überhaupt zu anstrengend?“ „Erwarte ich wirklich, dass ich an Herzversagen sterbe, wenn ich jetzt spüle?“ Eine andere Strategie wäre es, sich wirklich bildhaft vorzustellen, wie man spült, dabei schwitzt und flucht, aber hinterher froh sein wird, wenn man diese unangenehme Tätigkeit erledigt hat, sich also durch das Phantasieren der Tätigkeit motiviert, diese auch durchzuführen. Es geht vor allem darum, eine geringe Frustrationstoleranz anzuheben, sich selber robust gegen die Tendenz zu machen, es bequem haben zu wollen und extrem darunter zu leiden, wenn das alltägliche Leben härter und anstrengender ausfällt als man es gerne hätte.

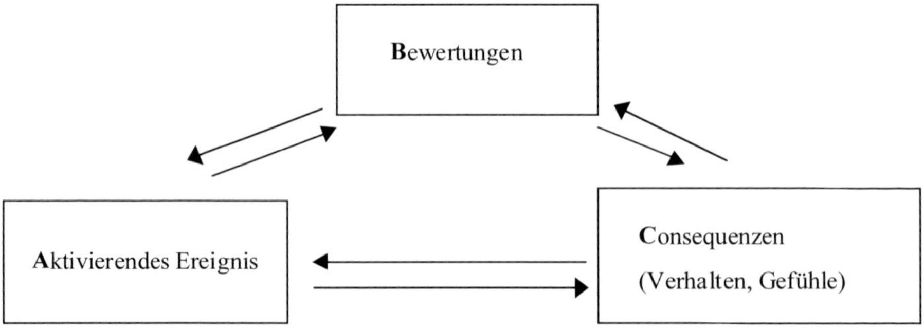

Abbildung 2: Das Zusammenspiel von Ereignissen, Bewertungen und Einstellungen, und Verhaltensweisen und Gefühlen

Ein niedriger Selbstwert wird von vielen betroffenen Personen häufig als Ursache für ihre Desorganisationsprobleme genannt. Ein niedriger Selbstwert geht häufig einher mit geringen Selbstwirksamkeitserwartungen. Menschen, die meinen, dass sie selber nichts wert sind, trauen sich selber auch nicht viel zu. Mitunter fühlen sie sich auch angesichts der Organisation eines Haushaltes überfordert. Entscheidend ist, dass durch Selbsteinschätzungen wie „Ich kann nichts" (dies ist eine Übergeneralisierung) und unzulässige Schlussfolgerungen wie „Deshalb bin ich nichts wert" (oder: „Ich bin nichts wert, deshalb kann ich auch nichts") emotionale Zustände wie Depression einhergehen. Negative Emotionen aber demotivieren uns noch mehr und schwächen unsere Antriebskraft. Unerledigte Aufgaben werden so gar nicht erst in Angriff genommen aus einem mangelnden Selbstvertrauen heraus („Wenn ich das in Angriff nehme, geht das sowieso schief"). Ein geringer Selbstwert ist häufig mit einer niedrigen Frustrationstoleranz gekoppelt. Wenn wir Dinge immer wieder aufschieben, weil sie zu anstrengend erscheinen, machen wir immer weniger positive Erfahrungen, aber immer mehr negative Erfahrungen. Auch aus der sozialen Umwelt erhalten wir immer weniger positives Feedback, aber immer mehr negatives Feedback. Dies kann dazu führen, dass wir uns irgendwann gar nichts mehr zutrauen und zu der Schlussfolgerung kommen „Ich kann nichts. Ich bin nichts wert".

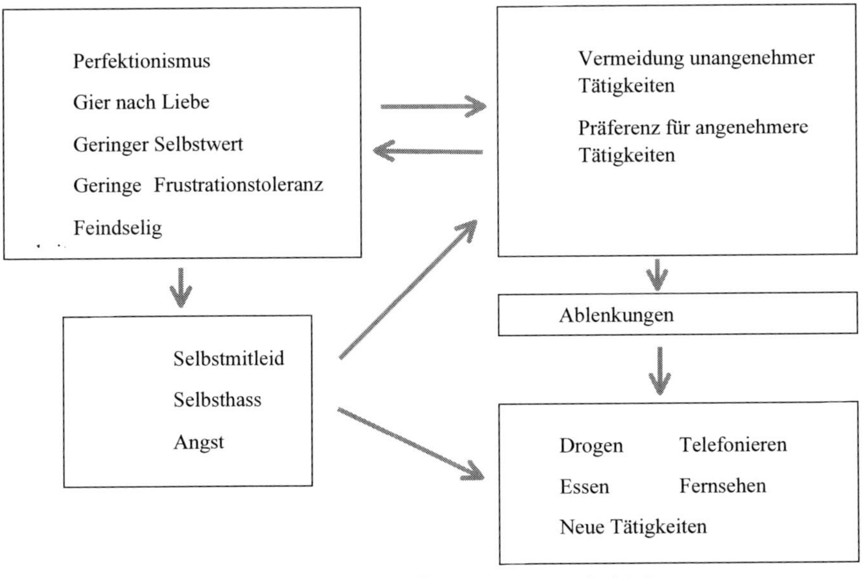

Abbildung 3: Das Modell von Ellis und Knaus zum Aufschieben

Auch hier ist es hilfreich, diese Einstellungen, die sich ja als innere Selbstgespräche abspielen, durch Disputieren mit sich selber zu verändern. Zum einen ist es unzulässig, ein Gesamturteil aus einzelnen Verhaltensweisen abzuleiten. Eine Person ist immer mehr als einzelne Verhaltensweisen. Zum anderen ist der Begriff des Selbstwertes an und für sich diskussionswürdig: Ab wann soll denn eine Person etwas wert sein? Wer bestimmt das? Was sind die Kriterien? Und wenn eine Person diese Kriterien erfüllt, darf sie dann mehr als andere Personen? Ellis geht so weit, das Konzept des Selbstwertes radikal in Frage zu stellen. Wofür brauchen wir es überhaupt? Wie wir mittlerweile wissen, kann auch die Überzeugung, „Ich bin wertvoll" zu dysfunktionalen Verhaltensweisen führen, geht sie doch häufig mit Egozentrismus einher (34). Eine positive Selbstakzeptanz der eigenen Person stellt möglicherweise eine hilfreichere Einstellung sich selbst gegenüber dar.

Feindseligkeit gegenüber anderen Personen als erworbene Einstellung, die mit Hilflosigkeit Hand in Hand gehen kann, stellt einen dritten Ursachenkomplex für Aufschubverhalten dar. Bestimmte Dinge werden nicht erledigt, um sich an anderen zu rächen oder ihnen zu zeigen, dass man sich überfordert fühlt. Bei Sabine klangen leichte feindselige Motive an. Wenn ihr jemand nicht sympathisch ist und kommt zu Besuch, dann schafft sie zusätzliche Unordnung. Sie drückt also ihre sozialen Gefühle in unhöflichen Gesten aus. In Wohngemeinschaften, die sich in einer Krise befinden, findet man häufig feindselige Motive für das Aufschieben von Haushaltstätigkeiten vor. Eine Person denkt, dass sie „alles alleine" machen muss und macht deswegen gar nichts mehr, damit die anderen endlich merken, dass sie die ganze Zeit ausgenutzt wurde. Interessanterweise zeigen Studien hierzu, dass die meisten Menschen dies nur so wahrnehmen. In vielen Wohngemeinschaften denken nahezu alle Personen, dass sie zuviel machen (35).

Es ist also sehr schwierig, hier Wahrheit (z.B. tatsächlich geleistete Arbeit in Relation zu der von anderen) und Wahrnehmung (dieser Relationen) zu trennen. Aber selbst wenn jemand wirklich mehr macht als andere, erweist es sich immer als dysfunktional, feindselig zu reagieren, also den anderen nicht länger als Partner oder Partnerin zu sehen und zu behandeln, sondern als Gegner und Gegnerin. Feindseligkeit, gekoppelt mit Aufschieben schafft in der Regel Nachfolgeprobleme. Feindseligen Verhaltensweisen liegt häufig die Umdrehung der goldenen Regel zugrunde. Die goldene Regel besagt „Was Du nicht willst, das man Dir tu, das füg' auch keinem anderen zu". Dreht man diese Regel um, dann ergibt sich der Satz: „Weil ich das gemacht habe, erwarte ich es auch von anderen." Auch hier erweist es sich als sinnvoll, solche Einstellungen in einem inneren Disput zu attackieren. „Warum sollten andere Personen sich so verhalten, wie ich es für richtig halte? Warum sollen andere Personen das machen, was ich will? Erreiche ich mit meinen Einstellungen und dem daraus resultierenden Verhalten das, was ich will und was mir nutzt?"

Ein vierter Ursachenkomplex für Aufschubverhalten ist in einer *perfektionistischen Grundeinstellung* zu finden. Einer der Gründe, die Anita nannte, um nicht zu spülen, spiegelt eine solche perfektionistische Grundhaltung wieder. Sie möchte es richtig machen, „wie es sich gehört". Deswegen fängt sie erst gar nicht an, weil sie nicht die Zeit hat, es richtig zu machen. Manche Personen, die unter einer Desorganisationsproblematik leiden, nehmen aus einem perfektionistischen Streben heraus Dinge erst gar nicht in Angriff. Aus einem einfachen „Küche aufräumen" wird bei einem perfektionistisch denkenden Menschen ein Wochenprojekt, das man eben nicht schnell abends in einer halben Stunde erledigen kann. Perfektionistisches Denken ist typischerweise scharz-weiß. Entweder eine Sache ist gut oder schlecht. Entweder eine Wohnung ist aufgeräumt oder unordentlich. So kommt es, dass Karin in ihrer ordentlichen Wohnung ständig das Gefühl hat, sie sei unordentlich. Denn wenn jemand perfektionistisch denkt, dann ist es eben nie gut genug, man wird niemals fertig und macht sich stattdessen selber permanent fertig. Perfektionismus beruht auf der Annahme, dass eine bestimmte Sache nur auf eine bestimmte Art und Weise ausgeführt werden kann oder auszusehen hat, um gut zu sein. Jede Abweichung von diesem Standard ist inakzeptabel und unerträglich. Rigides Verhalten, Vermeidung und die permanente Angst, Fehler zu machen und zu versagen, Stress sind die verhaltensmäßigen und emotionalen Konsequenzen.

In neuerer Zeit gibt es einige experimentelle Arbeiten über das Aufschieben, die das Modell von Ellis und Knaus stützen. So findet man (36-40), dass Aufschubverhalten häufig mit perfektionistischen Ansprüchen einhergeht, mit Impulsivität, mit Angst und Depression. Leichte Aufgaben werden vor schwierigeren und anstrengenderen Aufgaben bevorzugt, gerade unangenehme Tätigkeiten werden aufgeschoben. Eigene Vorstellungen werden weniger verfolgt. Personen, die häufig aufschieben, achten aber sehr darauf, wie sie sich selber in der sozialen Welt präsentieren, denn in der Regel wollen sie ihre Problematik verbergen. Aufschubverhalten geht aber auch mit organisatorischen Schwächen einher. So können Personen, die oft aufschieben die Zeit nur unzureichend abschätzen, die sie brauchen, um eine Aufgabe zu vollenden (41).

Tina Schröder und ich haben versucht, das Modell von Ellis und Knaus auf die Desorganisationsproblematik zu übertragen und diesbezüglich zwei Studien durchgeführt, deren Ergebnisse später teilweise relevant werden. Die Ergebnisse beider Studien unterstreichen insbesondere das Vorliegen einer geringen Frustrationstoleranz in der Gruppe der desorganisierten Personen und eine ausgeprägte Tendenz, Dinge, die nicht brauchbar sind, zu behalten und übermäßig differenziert zu ordnen (siehe Kapitel 7).

Zusammenfassung und Schlussfolgerungen

Dieses Kapitel sollte einen Überblick vermitteln über anerkannte und diagnostizierbare Störungen, die möglicherweise eine Überlappung zu Desorganisationsproblemen aufweisen. Zusammenfassend ergibt sich aus diesen unterschiedlichen phänomenologischen und theoretischen Annäherungen an die Desorganisationsproblematik, dass es zwar Verwandtschaften zu anderen klinischen Phänomenen gibt, die aber nicht ausreichen, um eine Desorganisationsproblematik darunter zu subsumieren. Desorganisierte Personen beschäftigen sich hauptsächlich mit Ordnung und Unordnung. Manche von ihnen erleben dabei durchaus Zwänge, andere nicht. Manche von ihnen haben Probleme mit der Aufmerksamkeitsregulation, andere nicht. Auch in den nächsten Kapiteln werden die gewonnenen Erkenntnisse immer wieder hiermit in Zusammenhang gebracht.

Das interessanteste Modell zu der Beschreibung einer Desorganisationsproblematik scheint mir das Modell von Ellis und Knaus zu sein. Insbesondere die Ursachenanalyse lässt einen individuellen Spielraum und engt die Desorganisationsprobleme nicht auf eine einzelne Ursache oder ein einzelnes Symptom ein. Weiterhin liefert es auch in Alltagssituationen gut anzuwendende Strategien, um die eigenen Bewertungen äußerer Ereignisse zu hinterfragen und zu korrigieren. Darauf kommen wir im letzten Kapitel ausführlicher zu sprechen.

In den beiden folgenden Kapiteln werde ich nun anhand einiger Studien mit Personen aus Messie-Selbsthilfegruppen weiterhin herausarbeiten, welche Einstellungen und Verhaltensweisen Personen mit Desorganisationsproblemen aufweisen.

3. Der Beginn und Verlauf von Desorganisationsproblemen

Können Kinder Ordnung halten? Wann kann man überhaupt von einem Beginn eines Desorganisationsproblems reden? Zunächst wird es um die Entwicklung der Fähigkeit, Ordnung schaffen und erhalten zu können gehen. Danach geht es in dem Abschnitt „Auslösende Ereignisse“ um die Auswertung von Antworten Betroffener nach bestimmten Lebensereignissen, die ihrer Meinung nach mit dem Beginn ihres Desorganisationsproblems zusammenfallen.

Ordnung im Kindesalter

> „Das da ist kein Land für alte Männer“, schrieb Yeats. Ich befinde mich im Zimmer meiner Töchter. Ungefähr einmal im Monat, an einem Sonntagvormittag, ordne ich eine Aufräumaktion an. Man muß mit großem Schwung beginnen, und selbst dann besteht nur geringe Hoffnung, dass man fertig wird. (...) Aber meine Tochter ist gerade dabei, Gegenstände aus dem Papierkorb zu fischen. „Nicht meine Zeichnung vom Glöckner von Notre-Dame, Papa! Nicht den Kleine-Meerjungfrau-Katalog!“
>
> (Tim Parks, S. 69, *Reife*)

Ordnung zu halten scheint keine angeborene Fähigkeit zu sein. Kinder, besonders kleine Kinder, schaffen Desorganisation, wenn wir ein durchschnittliches Bewertungskriterium für Ordnung anlegen. Aber können Kinder unter Desorganisationsproblemen leiden? In Studie 1 wurden die Betroffenen nach dem Beginn ihrer Desorganisationsproblematik befragt. 48 % der befragten Betroffenen gaben an, schon als Kind besonders unordentlich gewesen zu sein. Aber auch 41% der nicht Betroffenen beantworteten diese Frage positiv. 47 % der Betroffenen verneinten dies explizit, 59 % der Kontrollgruppe ebenfalls. Dieses Datenmuster weist darauf hin, dass viele Kinder Schwierigkeiten haben, ihrer Umwelt eine Struktur zu geben, die als ordentlich und geordnet bezeichnet wird. Ob wir aber als Kinder unordentlich waren, scheint nicht in einem hohen Ausmaß vorherzusagen, wie wir es als Erwachsene mit der Ordnung halten, anders als bei den von ADHD betroffenen Personen.

Über die Entwicklung von Ordnungssinn oder der Fähigkeit Ordnung zu schaffen, ist im Speziellen wenig bekannt. Es ist jedoch zu vermuten, dass sich die Fähigkeit hierzu parallel zur Herausbildung der so genannten Handlungssteuerung entwickelt, also den Gesetzmäßigkeiten, die uns zu zielgerichteten Handlungen befähigen. Nach einem vereinfachten Modell können mindestens drei verschiedene Handlungsebenen unterschieden werden (1-2). Die höchste Ebene enthält die Festlegung eines Zieles, die Absicht, das Ziel zu erreichen und die Suche nach dafür notwendigen Einzelschritten. Auf der nächsten Ebene werden diese einzelnen Schritte entworfen und kontrolliert. Die unterste Ebene ist durch den unbewussten Ablauf bereits geübter und gespeicherter Programme charakterisiert.

Ein Beispiel für dieses Handlungsmodell könnte so aussehen: Ein Kind entscheidet sich, eine Zimmerecke aufzuräumen. Auf der höchsten Ebene legt es dieses Ziel fest, überlegt, wie die Ecke später aussehen soll. Auf der mittleren Handlungsebene überlegt es, was es dafür benötigt, zum Beispiel leere Kisten und wo es diese herbekommt. Die unterste automatisierte Ebene ist dann durch die konkreten Handlungen gekennzeichnet, wie die Kisten besorgen und die verschiedenen Dinge hineinräumen.

Dieses Modell macht klar, dass diese Handlungen sich parallel zu anderen Entwicklungsverläufen entwickeln und die Herstellung von Ordnung genau wie alle anderen Fähigkeiten nicht eine naturgegebene, sondern eine erlernte ist, die auch bestimmter Anregungen aus der Umwelt bedarf. Diese Komponente wird in dem Handlungsmodell durch die Umweltstruktur mitberücksichtigt, das heißt die durch Kultur und Gesellschaft hergestellte und vermittelte Ordnung der Umwelt (siehe Kapitel 8).

Ein wichtiges Instrument der Handlungssteuerung ist jedoch die Aufmerksamkeitsleistung. Hierbei ist die Entwicklung von unwillkürlicher zu willkürlicher Aufmerksamkeit (3) als ein bedeutsamer Entwicklungsfortschritt zu bezeichnen. Unwillkürliche Aufmerksamkeit ist nicht durch den Willen der beobachtenden Person gesteuert: Man ist fasziniert von einem bestimmten Reiz der Umgebung, ohne es zu wollen. Wir sehen ein schönes Schmuckstück im Schaufenster und schauen es uns an, erstehen es möglicherweise, ohne dies vorher geplant zu haben. Der Ort der Kontrolle liegt also in dem Reiz der

Umwelt, außerhalb von uns selbst. Genau konträr verhält es sich bei willkürlicher Aufmerksamkeit. Die beobachtende Person entscheidet selbst, auf welche Aspekte die Aufmerksamkeit konzentriert wird und lässt sich so als Folge weniger von für die Handlung irrelevanten Reizen ablenken.

Der Verlauf bei der individuellen Entwicklung geht nun idealerweise von unwillkürlicher Aufmerksamkeit zu willkürlicher Aufmerksamkeit. Zu beobachten ist, dass Kinder im Vorschulalter eher noch durch unwillkürliche Aufmerksamkeit charakterisiert sind, aber zunehmend die Fähigkeit entwickeln, Aufmerksamkeit willkürlich zu steuern. Dieser Prozess ist jedoch langwierig – es sind auch noch Unterschiede zwischen Jugendlichen und Erwachsenen zu finden (2). So planen beispielsweise Jugendliche bei einer Organisationsaufgabe kaum das Vorgehen vorher. Je mehr Einzelschritte jedoch vor der Durchführung von Organisationsaufgaben überdacht werden, desto größer muss auch der Aufmerksamkeitsumfang sein. Bei den Erwachsenen planten immerhin 60% ihr Vorgehen. Diese Ergebnisse legen nahe, dass es zumindest bis zu einem bestimmten Alter schwierig sein dürfte, Kinder, die wirklich Probleme mit Organisation aufweisen, von solchen Kindern zu unterscheiden, bei denen diese Entwicklung normal ist. Es kann erst ab einem bestimmten Alter entschieden werden, welche Kinder hier die entsprechenden Fähigkeiten so entscheidend geringer zu einer Vergleichsstichprobe entwickelt haben, dass sich daraus möglicherweise längerfristige Beeinträchtigungen ergeben könnten.

Neben der Entwicklung der Aufmerksamkeitsleistung gehört die Entwicklung der Selbstkontrolle zu den wichtigen die Handlungssteuerung beeinflussenden Prozessen. Besonders zwei Arten der Selbstkontrolle scheinen für die Entwicklung von Desorganisationsproblemen relevant, nämlich Belohnung aufzuschieben und die Fähigkeit, einer Versuchung zu widerstehen. Sind beide Aspekte unterentwickelt, wird die Herausbildung von Impulskontrollstörungen wahrscheinlich (4). Durch das Aufschieben von Belohnungen können Handlungen trotz kurzfristiger Schwierigkeiten und Widrigkeiten zugunsten von mittel- oder längerfristig positiven Zielen leichter ertragen werden (5). Es wird hier unmittelbar klar, wie wichtig dies für den vorliegenden Kontext ist, wie ein kleines Alltagsbeispiel illustrieren mag. Würde man der unmittelbaren Unlust gegenüber der Tätigkeit des Aufräumens nachgeben, dann könnte man niemals das Ziel erreichen, dass eine Wohnung relativ geordnet aussieht. Ganz im Gegenteil: Durch die Ablenkung von der unangenehmen Tätigkeit mit einer kurzfristig angenehmeren – wir sehen beispielsweise lieber fern statt den Abwasch der letzten zwei Tage zu erledigen oder die Spülmaschine endlich auszuräumen – würde der Grad der Unannehmlichkeit der unerledigten Aufgaben immer mehr gesteigert, so dass die Tendenz, sich mit angenehmen Tätigkeiten abzulenken, immer größer werden könnte.

Wichtig ist hier also, Versuchungen widerstehen zu können (6). So fällt es Kindern leichter, Versuchungen zu widerstehen, wenn sie sich mit positiven Gedanken beschäftigen, das heißt, die innere Kontrolle, die eigene innere Stimme scheint hier entscheidend zu sein. Das Ausbilden einer hohen Frustrationstoleranz erweist sich also als wichtig.

Auffallend ist, dass die hier aufgeführten Entwicklungsleistungen so beschaffen sind, dass sie sich in der Regel mit zunehmendem Alter erst allmählich herausbilden. So *können* Kinder, die desorganisiert sind, möglicherweise lange Zeit gar nicht auffallen. Ähnliche Schwierigkeiten gibt es bei der Diagnose der so genannten Aufmerksamkeitsstörungen und hyperkinetischen Störungen. Die Kinder fallen hier in der Regel erst nach dem Eintritt in die Schule auf, wenn erstens die betreffenden Fähigkeiten verlangt werden und zweitens Vergleiche zu anderen Kindern gezogen werden können.

Dieses Handlungsmodell räumt neben der Herausbildung von Selbstkontrolle also der Entwicklung der Aufmerksamkeit für die Steuerung von Handlungen eine wichtige Bedeutung ein. Deutet dies nicht doch darauf hin, dass eine Desorganisationsproblematik ein Aufmerksamkeitsproblem ist? Leiden Personen mit Desorganisationsproblemen an ADHD? Studien zur Überlappung zwischen ADHD und Desorganisationsproblemen fehlen noch. Retrospektiv könnten beispielsweise die schulischen Leistungen heutiger erwachsener Personen, die unter Desorganisationsproblemen leiden, erfasst werden, da man weiß, dass hyperkinetische Kinder in der Regel schlechtere Schulnoten aufweisen. Würde man hier einen Zusammenhang finden können, wäre dies jedoch nur ein Indiz.

Es sprechen jedoch zwei Indizien in den vorliegenden Daten gegen eine Synonymität beider Phänomene. So hatte erstens die überwiegende Anzahl der Befragten in Studie 1 nicht den Eindruck, dass sich ihre Situation laufend verschlimmert (57.45 %). 37.59 % jedoch bestätigen diesen Eindruck. Eine Verschlimmerung der Symptomatik im Erwachsenenalter ist bei hyperkinetischen Personen eher nicht bekannt, nur eine Verlagerung der Symptome, die sich daraus erklärt, dass von erwachsenen Personen andere Fähigkeiten erwartet werden als von Kindern.

Zweitens: Bei der Betrachtung der Altersangaben, welche den Zeitpunkt des Beginns der Desorganisationsproblematik markieren sollen, präsentierte sich folgendes Bild (siehe Abbildung 4): 24.11 % der Befragten behaupteten, schon immer Messie gewesen zu sein – sie könnten sich jedenfalls nicht erinnern, dass es jemals anders gewesen wäre. 5.68 % gaben ein Alter in den ersten fünf Lebensjahren an. Daraufhin folgt eine rasch ansteigende Häufung von Altersangaben, nämlich zwischen 6 und 10 (12.77 %), zwischen 11 und 15 (11.35 %), zwischen 16 und 20 (14.90 %) und zwischen 21 und 25 Jahren (14.19 %). Nach diesem Altersabschnitt sinkt die Auftretenswahrscheinlichkeit deutlich: Zwischen 26 und 30 (4.96 %), zwischen 31 und 35 (3.55 %), zwischen 36 und 40 (2.84 %), zwischen 41 und 45 (2.13 %) und zwischen 46 und 50 Jahren (2.84 %). Der durchschnittliche Krankheitsbeginn liegt bei 15.33 Jahren. ADHD jedoch sollte überwiegend bereits im Kindesalter aufgetreten sein.

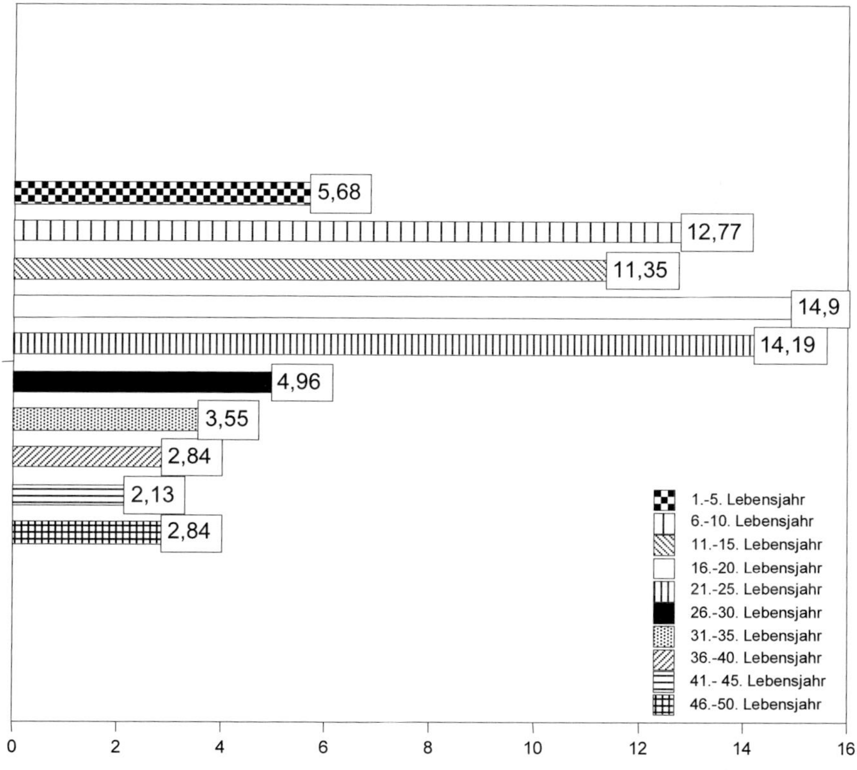

Abbildung 4: Der Beginn von Desorganisationsproblemen (Angaben in Prozent)

Ergebnisse aus Studie 1 weisen darauf hin, dass die Überlappung zwischen Zwangsstörungen und einer Desorganisationsproblematik nur schwach ausgeprägt ist. Nur 13 % der befragten Betroffenen (Studie 1) berichteten von Zwängen, 7.5 % litten unter immer wiederkehrenden Gedanken und nur 9 % unter massivem Grübeln. Auch hier müssten gezielte weitere Untersuchungen erfolgen, um Desorganisationsprobleme besser von Zwangsstörungen abgrenzen zu können.

Auslösende Ereignisse

Ist ein lebensgeschichtliches Muster erkennbar, vor dessen Hintergrund Desorganisationsprobleme gehäuft auftreten? Wann machen sie sich zum erstenmal bemerkbar? Eine klassische Frage, die man stellen kann, ist die nach dem Auftreten so genannter kritischer Lebensereignisse. Kritische Lebensereignisse erzeugen für die meisten Menschen einen gewissen Alltagsstress, der sich auf Dauer in einer psychischen Beeinträchtigung äußern kann. Holmes und Rahe (7) stellten auf der Grundlage einer groß angelegten Befragung eine Liste von Ereignissen zusammen, die durchschnittlich als mehr oder weniger stressauslösend empfunden werden und ordneten den unterschiedlichen Ereignissen einen mittleren Stresswert zu. Kritische Lebensereignisse können so in eine Rangfolge gebracht werden. Die in dieser Liste kritischsten Lebensereignisse waren beispielsweise Tod des Partners, Scheidung, Trennung, Krankheit, Hochzeit, Entlassung, Wiederversöhnung mit Partner. Allen Ereignissen ist gemeinsam, dass mit ihnen veränderte Lebensumstände auftreten. Veränderungen erfordern eine Anpassung des Individuums, die Stress erzeugen kann, wenn die Fähigkeiten oder die Motivation dafür nicht vorhanden ist oder aufgebracht werden kann.

Die Frage nach stressauslösenden Ereignissen wurde auch betroffenen Personen gestellt (Studie 1). Insgesamt 62 Personen mit Desorganisationsstörungen gaben schriftlich Auskunft auf die Frage nach auslösenden Ereignissen für ihre Desorganisationsproblematik. Die genannten Ereignisse muten auf den ersten Blick sehr uneinheitlich an, wie Tabelle 2 überblicksartig zeigt. Zehn Personen beschrieben ihre Schwierigkeiten, damit fertig zu werden, zum ersten Mal alleine in einer Wohnung zu leben. Sie waren aus dem Elternhaus gezogen und lebten zum ersten Mal alleine. Weitere zehn Personen nannten eine Verkettung von verschiedenen kritischen Lebensereignissen. Bei einer Frau fallen beispielsweise die Geburt des ersten Kindes und die Berufstätigkeit ihres Mannes zusammen. Eine andere Frau erhält nahezu zeitgleich mit der Geburt ihres zweiten Kindes die Kündigung vom Arbeitgeber. Eine weitere Frau verliert innerhalb eines Jahres sowohl Vater als auch Mutter und wohnt zum ersten Mal alleine in einer neuen Wohnung in einem gänzlich und plötzlich völlig veränderten sozialen Umfeld. Hier taucht wieder das Thema „zum ersten Mal alleine in einer neuen Wohnung“ auf.

Eine Frau verliert ihre Mutter. Sie muss deren Haushalt auflösen, kann sich aber von vielen Dingen nicht trennen und behält zuviel aus dem mütterlichen Haushalt. Sechs Frauen geben Schwierigkeiten in der Partnerschaft als Auslöser für ihre Störung an. Weitere sechs Frauen berichten, dass ihre anstrengende Berufstätigkeit es ihnen erschwerte, ein organisiertes Leben zu führen. Fünf Personen nennen den Tod einer wichtigen Bezugsperson als auslösendes Ereignis. Parallel dazu kann auch das Erscheinen neuen Lebens stressauslösend sein: Von vier Frauen wird die Geburt des zweiten Kindes als Auslöser für die Desorganisationsproblematik genannt, von drei Frauen die Geburt des ersten Kindes. Häufiges Umziehen (vier Frauen), Schwierigkeiten im Zusammenleben mit anderen Personen (drei Frauen), Trennung (zwei Frauen), generelle soziale Schwierigkeiten (eine Frau) und die Übernahme eines Pflegefalles (eine Frau) zeigen, wie verschiedenartig die einzelnen Lebensereignisse sein können, die von den unterschiedlichen Personen als kritisch bezeichnet werden. Hinzu kommt, dass fünf Personen Ereignisse nennen, die sich wahrscheinlich nicht verallgemeinern lassen. So berichtet eine Frau von einem cholerischen Anfall ihres Vaters, der sie sehr schockiert hatte und sie offensichtlich unter starken Stress setzte und lange Zeit lähmte.

Umgefähr die Hälfte der Befragten kann also ein konkretes Ereignis nennen, nach dessen Eintreten ihre Desorganisationsproblematik dramatischere Formen angenommen hatte. Diese Ereignisse sind interessant, denn sie geben zum größten Teil genau solche Lebensereignisse wieder, welche als kritische Lebensereignisse in der Literatur genannt werden. Wie aus Tabelle 2 deutlich wird, scheint insbesondere der Auszug von der eigenen Familie ein häufiger genannter auslösender Faktor gewesen zu sein. Zum ersten Male allein zu leben kann natürlich eine bereits bestehende Problematik sichtbar gemacht haben, welche bis dahin verdeckt wurde durch das Organisieren von anderen Familienmitgliedern. Weiterhin fällt auf, dass relativ häufig Verkettungen von mehreren kritischen Lebensereignissen eine schwere Belastung für die betroffenen Personen darstellten und rückschauend die Desorganisationsproblematik ausgelöst haben.

Ereignis	**Häufigkeit der Nennung**
Zum erstenmal alleine leben	10
Verkettung kritischer Lebensereignisse	10
Geburt eines Kindes	7
Partnerschaftsschwierigkeiten	6
Anstrengende Berufstätigkeit	6
Tod einer wichtigen Bezugsperson	5
Schwierigkeiten im Zusammenleben mit anderen Personen	3
Trennung	2
Generelle soziale Schwierigkeiten	1
Übernahme eines Pflegefalles	1

Tabelle 2: Auslösende Ereignisse

Manche der Nennungen beziehen sich auf Schwierigkeiten mit anderen Menschen. Insbesondere Probleme mit dem Partner werden genannt, aber auch mit anderen Personen, mit denen man in Form einer Wohngemeinschaft zusammen lebt. Oft wird hierbei erwähnt, dass es Schwierigkeiten wegen Personen gibt, die „Cleanies“ sind. Hier ist unklar, ob sich diese Probleme als Folge der Desorganisationsproblematik ergeben und diese möglicherweise verstärkt haben, oder ob andere Probleme vorliegen.

Eine vorsichtige Interpretation ist ebenfalls für die Einordnung der Bedeutung des Berufslebens für das Auslösen einer Desorganisationsproblematik angebracht. Manche der Betroffenen beschreiben, dass sie übermäßig viel Energie in ihr Berufsleben stecken mussten und so chronisch den eigenen Haushalt vernachlässigten. Es ist aber auch denkbar, dass sich das nur aus der Sicht der Betroffenen selber so darstellt, die Berufstätigkeit jedoch als Ablenkung und Kompensation der Desorganisationsproblematik im privaten Bereich fungierte.

Eine Verlustthematik in kritischen Lebensereignissen

Die Antworten der Betroffenen zeigen, dass es nicht *das* kritische Ereignis gibt, welches in einem kausalen Zusammenhang mit dem Auftreten einer Desorganisationsproblematik steht. Versucht man dennoch, eine thematische Grundstruktur aller genannten Ereignisse ausfindig zu machen, kommt man schnell auf die Idee, dass die überwiegende Anzahl der aufgeführten Ereignisse eine Verlustthematik enthalten und alle Ereignisse, wie es die Definition kritischer Lebensereignisse nahe legt, veränderte Lebensumstände nach sich gezogen haben, die neue Anpassungsleistungen notwendig machten.

Der Zusammenhang zwischen Veränderung der Lebensbedingungen und dem Ausbilden psychischer Probleme spielt eine entscheidende Rolle bei Poul Bjerre (8) in seinen Überlegungen zur Entstehung von Unruhe, Zwang und Angst. Demnach können Neurosen im Allgemeinen zu einem Punkt zurückgeführt werden, an welchem eine Umanpassung notwendig geworden war. Das Nicht-Akzeptieren des Aufgebenmüssens einer Lebensphase ist kombiniert mit einem Wehren gegen den Schmerz. Die permanente Flucht vor dem Schmerz mündet in eine mehr oder weniger verallgemeinerte und ausgeprägte Entschlusslosigkeit. Eine so genannte „Gestaltungshemmung“, damit wird die Weigerung bezeichnet, sein Leben selbstverantwortlich einzurichten und zu bewältigen, kann eine weitere Folge einer nicht vollbrachten Anpassungsleistung sein. Wird bei einer Umanpassung nicht eine klare Entscheidung getroffen und die notwendige Umstellung des Gefühlslebens durchgeführt, ...“ *sondern wird der Zwiespalt zwischen früher und jetzt zu einem Dauerzustand, dann zerrinnt das Leben in einem formlosen, unbestimmten Suchen“*. (8, S. 33).

Unruhe, Angst und Zwang sind demnach möglicherweise Symptome von Umanpassungskrisen.

ZUSAMMENFASSUNG UND SCHLUSSFOLGERUNGEN

Desorganisationsprobleme treten vornehmlich im Jugendalter auf und scheinen sich nach dem 30sten Lebensjahr eher selten zu entwickeln. Weiterhin finden wir, dass als auslösendes Ereignis für die Desorganisationsproblematik häufig das Erleben eines Verlustes genannt wird. Dieses Ergebnis führt zu einer interessanten Annahme: Verlust und seine dysfunktionale Bewältigung könnte möglicherweise plausibel machen, dass bei Personen mit Desorganisationsproblemen Dinge, Objekte, Gegenstände eine solch hohe Bedeutung gewinnen. Die Bindung an Dinge könnte möglicherweise eine innere Leere ausfüllen, die als ein nicht verarbeiteter Verlust, als quälend empfunden wird. Da aber Dinge soziale Bindungen längerfristig nicht ersetzen können, muss deren Bedeutung und Menge gesteigert werden. Diesem Zusammenhang wird in Kapitel 5 genauer nachgegangen. Zunächst jedoch wollen wir den Verlauf von Desorganisationsproblemen betrachten.

4. Der Verlauf und die Gestalt von Desorganisationsproblemen

In diesem Kapitel möchte ich die Befunde vorstellen, die genauere Aussagen über den Verlauf und die Gestalt von Desorganisationsproblemen zulassen. Die Entwicklung der Problematik über Zeit wird thematisiert. Danach folgen Ergebnisse darüber, ob Desorganisationsprobleme nur auf den privaten Bereich bezogen sind, oder sich auch in anderen Bereichen bemerkbar machen. Dann möchte ich spezieller auf einzelne Symptome eingehen, die mit Desorganisationsproblemen zusammen auftreten können, nämlich die Tendenz zu Horten und zu Sammeln und die so genannte Komorbidität.

Zur Entwicklung der Problematik

Die Betroffenen, die an Studie 1 teilnahmen, wurden danach gefragt, ob sich ihre Situation verschlimmern würde, oder aber konstant bliebe. Die überwiegende Anzahl der Befragten hat nicht den Eindruck, dass sich ihre Situation laufend verschlimmern würde (57.45 %). 37.59 % jedoch bestätigen diesen Eindruck. Zusammen mit den in Kapitel 3 berichteten Altersangaben zum Zeitpunkt des Beginns der Störung, ergibt sich daraus, dass Desorganisationsprobleme offensichtlich zur Chronizität tendieren und sich bei relativ vielen betroffenen Personen im Laufe der Zeit verschlimmern. So wird auch nachvollziehbar, warum 52 % der in Studie 1 befragten Betroffenen ihr Problem als therapiewürdig bezeichnen. (35.46 % der Betroffenen waren nicht dieser Meinung). Auch die mittlerweile nahezu flächendeckende Organisation von Messie-Selbsthilfegruppen spricht dafür, dass ein hoher Leidensdruck bei den Betroffenen vorherrscht, der wahrscheinlich durch die Chronizität der Störung noch verstärkt wird.

Zur Generalisierung der Problematik

Ist ein Desorganisationsproblem nur auf die Organisation des Haushaltes beschränkt? Wie in Kapitel 3 schon vermutet wurde, könnte auch bei vielen Betroffenen die Gestaltung der sozialen Beziehungen beeinträchtigt sein. Wie der Fall von Anita zeigt, ist es darüber hinaus auch vorstellbar, dass Betroffene im Arbeitsbereich perfekt funktionieren, aber dieselben Tätigkeiten im eigenen Haushalt nicht verrichten können.

Um die Frage nach der Bereichsspezifität eines Desorganisationsproblems zu beantworten, wurden in Studie 1 vier wichtige Lebensbereiche thematisiert. Der Privatbereich, also der Haushalt der Betroffenen, die Gestaltung sozialer Kontakte, die Freizeitgestaltung und der Arbeitsplatz. Für jeden Lebensbereich machten die Betroffenen Angaben darüber, inwieweit sie sich hier durch ihre Problematik beeinträchtigt fühlen würden. Abbildung 5 zeigt die Befunde hierzu. Für den privaten Bereich wurden berufstätige Personen und Hausfrauen getrennt analysiert. Aus der Abbildung ist ersichtlich, dass der Leidensdruck bereichsspezifisch recht unterschiedlich ist. Eindeutig am stärksten fühlen sich die Betroffenen im privaten Bereich, also im Bereich des Haushaltes beeinträchtigt, gefolgt von der Gestaltung sozialer Kontakte, der Freizeitgestaltung und dem Arbeitsplatz. Hierbei unterscheidet sich statistisch bedeutsam die Beeinträchtigung sowohl am Arbeitsplatz als auch im Haushalt von allen anderen Bereichen. Die Beeinträchtigung im Haushalt ist bei den Hausfrauen bedeutsam stärker ausgeprägt als bei den Berufstätigen, wohingegen die Beeinträchtigung am Arbeitsplatz bei den Berufstätigen stärker ausgeprägt ist im Vergleich zu den Hausfrauen.

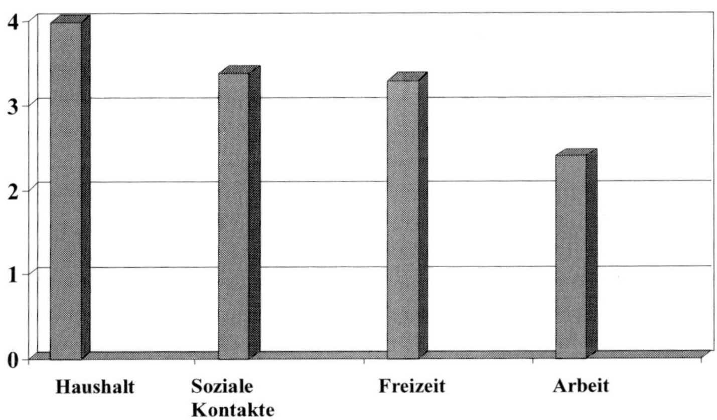

Statistische Angaben: Haushalt vs. andere Bereiche ($ts > 6$, $ps < .001$); Arbeit vs. andere Bereiche ($ts > 6$, $ps < .001$)

Abbildung 5: Befunde zur Generalisierung einer Desorganisationsproblematik
„Wie sehr fühlen Sie sich durch Ihre Problematik in diesem Lebensbereich eingeschränkt?"

Die Bereiche Haushalt, Arbeitsplatz und Freizeit wurden in Studie 2 weitergehend untersucht. Wie aus Abbildung 6 hervorgeht, empfanden betroffene Personen nicht nur die im Haushalt durchzuführenden Tätigkeiten, wie Fensterputzen, Staubsaugen, Bügeln und Aufräumen durchschnittlich als bedeutsam frustrierender, verrichteten sie mit weniger Spaß und weniger häufig als Personen einer Kontrollgruppe, sondern sie bekamen auch häufiger Kritik zu spüren über ihre Haushaltsführung. Für angenehme Haushaltsarbeiten ergab sich kein Unterschied zwischen den Gruppen.

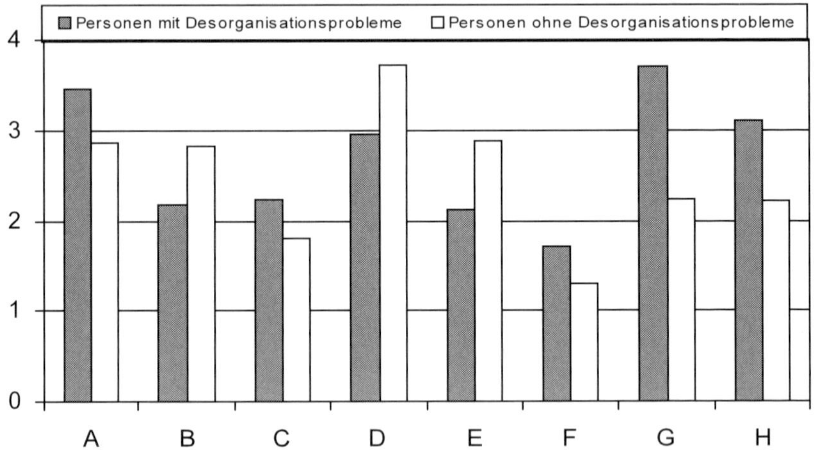

A: Ausmaß der Frustration beim Durchführen von Haushaltstätigkeiten — A: t (66.1) = 4.68 p < .001
B: Spaß beim Ausführen von Haushaltstätigkeiten — B: t (76) = 4.24 < .001
C: Kritik für Haushalt — C: t (78) = 2.07 p < .04
D: Häufigkeit der Durchführung von Haushaltstätigkeiten — D: t (78) = 5.30 p < .001
E: Häufigkeit der Arbeit — E: t (77) = 3.14 p < .002
F: Kritik bei der Arbeit — F: t (77) = 2.74 p< .008
G: Bedürfnis nach Erholung — G: t (78.7) = 6.31 p < .001
H: Verhältnis zwischen Freizeit und Pflichten — H: t (77) = 4.58 p < .001

Abbildung 6: Durchführung von Tätigkeiten, Frustrationserleben und Kritik in den Lebensbereichen „Haushalt", „Arbeit" und „Freizeitgestaltung"

Ein ähnliches Muster fanden wir für den Bereich Arbeit (Abbildung 6). Auch hier verrichteten Personen mit Desorganisationsproblemen weniger häufig langweilige Routinetätigkeiten und erhielten häufiger Kritik als die Personen der Kontrollgruppe. Für angenehme Tätigkeiten am Arbeitsplatz fanden wir auch hier keinen Unterschied. Außerdem fanden wir, dass die an dieser Studie teilnehmenden Betroffenen wesentlich häufiger als die Personen der Kontrollgruppe Ausbildungsabbrüche aufwiesen. Hinsichtlich des Bereiches „Freizeitgestaltung" fanden wir bei den Betroffenen, dass diese häufiger als die Vergleichsgruppe dies tat (siehe Tabelle 1), Pflichten aufgrund von Freizeitaktivitäten vernachlässigten, Pflichten zugunsten der Ausführung von Hobbies und Interessen unterbrachen und Pflichten zugunsten von Erholungsphasen unterbrachen (siehe Abbildung 6). Allerdings gaben die Betroffenen auch an, dass sie sich wesentlich schneller erschöpft fühlten als die Personen der Kontrollgruppe. Dies äußert sich auch in einem wesentlich stärkeren Bedürfnis nach Erholung.

Zusammenfassend zeigen diese Befunde, dass Desorganisationsprobleme durchaus bereichsübergreifende Auswirkungen zeigen. Der private Bereich wird hierbei aber als derjenige Bereich empfunden, unter dem die Betroffenen am meisten leiden. Insbesondere trifft dies für Hausfrauen zu, die diesen Bereich weniger vermeiden können als Berufstätige.

Die Tendenz zu Horten und zu Sammeln

„Wenn ich nicht so viele Dinge im Haushalt hätte, könnte ich besser für Ordnung sorgen und es schöner haben." „Ich beschäftige mich in Gedanken und Taten mehr als eine Stunde täglich mit Horten und Sammeln." Solche und andere ähnliche Aussagen zu Horten und Sammeln wurden von den Teilnehmern und Teilnehmerinnen der Studie 1 beantwortet. Es zeigte sich, dass im Vergleich zur Kontrollgruppe die betroffenen Personen einen doppelt so hohen Hang zum Sammeln und Horten aufwiesen wie die Personen der Kontrollgruppe. Dieser Unterschied erwies sich als statistisch bedeutsam.

Weiterhin konnte angegeben werden, ob Probleme mit Zeitstrukturierung, Sammeln und allgemeiner Desorganisation auftraten. Die Betroffenen konnten hier mehrere „Ja"- beziehungsweise „Nein"-Antworten geben. 51.77 % der Befragten gaben an, mit der Strukturierung von Zeit Probleme zu haben, 65.96 % berichteten von exzessivem Sammeln, 79.43 % wiesen laut Selbstbericht eine generelle Desorganisation auf. 26.95 % der Befragten kreuzten alle drei Alternativen an. Dieser Punkt ist wichtig, zeigt er doch, dass Horten als offensichtlichstes Symptom eines Desorganisationsproblems kein notwendiges Kriterium für das Phänomen darstellt (nur ein Drittel der betroffenen Personen sammelte exzessiv), auch wenn Horten und Sammeln durchaus für viele Betroffene thematisch ist.

Komorbidität: Das Auftreten weiterer psychischer Störungen

In Studie 1 wurde den Betroffenen eine Reihe psychischer Störungen aufgelistet. Sie wurden gefragt, ob sie auch unter diesen Störungen leiden würden. Die Angaben auf die Frage nach der Auftretenshäufigkeit dieser psychischen Störungen ergibt folgendes Bild (siehe Abbildung 7; die Angaben beruhen auf Selbstdiagnosen): Die Betroffenen berichten häufig das Vorliegen einer Depression (42.55 %), gefolgt von Essstörungen (34.04 %), Angststörungen (24.11 %) und stressbezogenen Problemen (24.82 %). Probleme mit Drogen kommen zusammengerechnet auf 19.85 %. Hierbei liegen Alkoholprobleme bei 9.93 %, Probleme mit verbotenen Drogen bei 1.42 % und Tablettensuchtprobleme bei 8.51 %. Weiterhin wurden eine Reihe anderer Beschwerden genannt, wie Antriebsschwäche (2.13 %), Selbstwertdefizite (2.13 %), Tinnitus (1.42 %) und zu je 0.71 % stressbedingter Hautausschlag, Magenschleimhautentzündung, Waschzwang, Verspannungen, geringes Erinnerungsvermögen, Arbeitssucht, Migräne, Co-Abhängigkeit, Zwangsneurose, Autoaggression, paranoide Persönlichkeitsstörung, Selbstmordphantasien, Angst vor Arbeitslosigkeit und Nutzlosigkeit und chronisches Müdigkeitssyndrom. 12.77 % der Befragten gaben an, keine der genannten oder andere Störungen erlebt zu haben. Nur eine Person der Kontrollgruppe nannte das Vorliegen einer Depression.

Vergleicht man beispielsweise die Prävalenz, also das durchschnittliche Vorkommen in der Gesamtbevölkerung von Depression, Ess- und Angststörungen nach den Angaben des DSM-IV mit den hier gefundenen Anteilen, dann muss man zu dem Schluss kommen, dass depressive Erkrankungen überdurchschnittlich häufig von den befragten Betroffenen genannt werden. So schwankt die Prävalenz nach dem DSM-IV für verschiedene Depressionserscheinungen zwischen 1 und 9 % bei Frauen und 1 und 3 % bei Männern. Ebenfalls berichten die Betroffenen überdurchschnittlich häufig das Vorliegen von Essstörungen. Die Prävalenz nach dem DSM-IV für Anorexie schwankt zwischen 0.5 - 1. %, für Bulimie zwischen 1 und 3 %, wobei ein Zehntel dieses Prozentsatzes die Prävalenz bei Männern bestimmt. Auch Angststörungen werden überdurchschnittlich häufig genannt. Die Prävalenz nach dem DSM-IV für soziale Phobien beträgt 3-13 % und für Panikattacken 1.5 - 3.5 %.

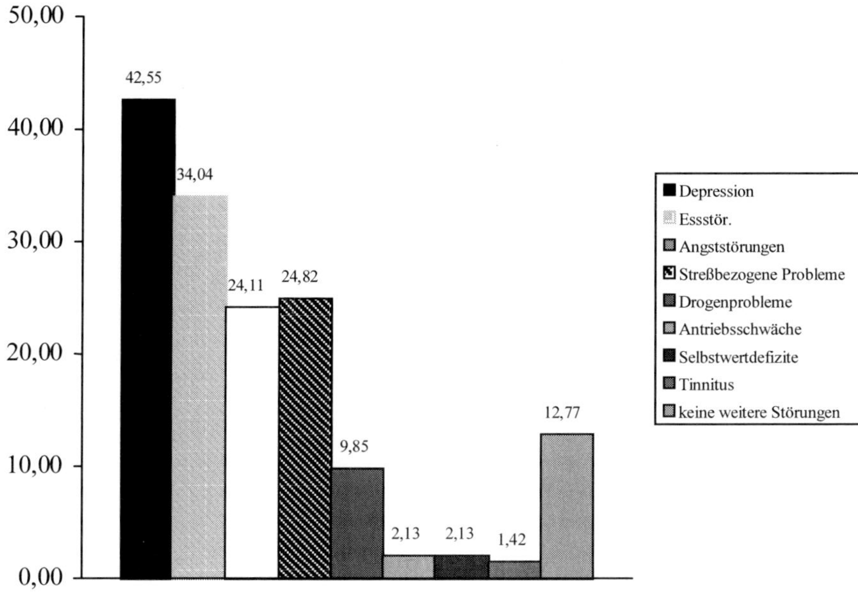

Abbildung 7: Das Auftreten weiterer psychischer Störungen (Angaben in Prozent)

Depression

Auffallend häufig wurde von den betroffenen Personen das Vorliegen einer Depression genannt. Um dieses Ergebnis zu überprüfen und sich hier nicht ausschließlich auf Selbstberichte der betroffenen Personen zu verlassen, wurde in einer weiteren Untersuchung betroffenen Personen das Depressionsinventar von Beck vorgelegt (Studie 3). Der BDI (Becksches Depressionsinventar, 9) ist ein mittlerweile klassisches Fragebogenverfahren, mit Hilfe dessen die Ausprägung einer Depression bestimmt werden kann. Hinsichtlich des Beckschen Depressionsinventars weist die Gruppe der Personen mit Desorganisationsproblemen eine signifikant stärkere, nämlich doppelt so stark ausgeprägte depressive Verstimmtheit auf als die Vergleichsgruppe. Wie Abbildung 8 veranschaulicht, ergibt die prozentuale Verteilung für die Gruppe der Betroffenen, dass 40 % der Befragten weniger als 11 Punkte erreichen, also keine Depression aufweisen. Bei der Kontrollgruppe sind es bei der entsprechenden Kategorie 83.33 %. 12 - 19 Punkte (milde Depression) erhielten 26.67 % der Betroffenen, jedoch nur 6.67 % der Vergleichsgruppe. 16.67 %

der Personen mit Desorganisationsproblemen und 6.67 % der Vergleichsgruppe wiesen eine mäßige Depression auf (20-25 Punkte). Eine starke Depression (ab 26 Punkte) war bei 16.67 % der desorganisierten Personen zu verzeichnen, jedoch nur bei 3.33 % der Kontrollgruppe. Testwerte über 17 Punkte können als Hinweis auf eine depressive Verstimmung gewertet werden (10). Nach diesem Kriterium finden sich in der Gruppe der Betroffenen 17 Personen unter dieser kritischen Grenze (56.67 %), 13 Personen oberhalb dieser Grenze (43.33 %). Innerhalb der Kontrollgruppe sind nur vier Personen (13.33 %) als depressiv zu bezeichnen, die anderen 26 Personen weisen einen Wert gleich oder kleiner als 17 auf (86.67 %). Personen mit Desorganisationsproblemen leiden also weitaus häufiger als nicht betroffene Personen unter Depressionen.

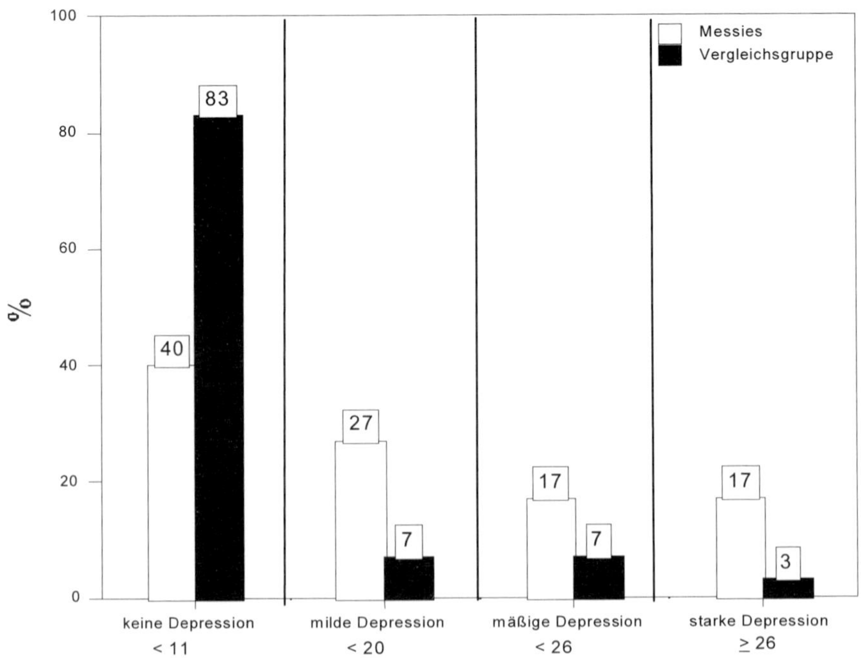

Abbildung 8: Depression bei Personen mit Desorganisationsproblemen im Vergleich zu Personen ohne Desorganisationsprobleme

Kann daraus geschlossen werden, dass Betroffene einfach keinen Antrieb haben, aufzuräumen? Auch depressiven Patienten/Patientinnen fällt es schwer, ihren Alltag und ihren Haushalt zu organisieren. Wir können jedoch zunächst nicht davon ausgehen, dass Depression die Ursache einer Desorganisationsproblematik ist. Wie wir gesehen haben, leiden nicht alle Personen mit Desorganisationsproblemen unter depressiven Störungen. Außerdem wurden auch weitere Störungen genannt. Depression könnte eine Folge der Desorganisationsproblematik sein, wenn wir die Überlegungen von Ellis und Knaus ernst nehmen. Ständiges Aufschieben führt zu einem Kontrollverlust und zu negativen Emotionen. Es gibt allerdings keine Längsschnittstudien, die zeigen könnten, in welcher Ausprägung Depression eine Rolle bei der Entwicklung einer Desorganisationsstörung spielt. Es ist jedoch sehr wahrscheinlich, dass depressive Stimmungen Desorganisationsprobleme verstärken.

Zusammenfassung und Schlussfolgerungen

Die Befunde dieses Kapitels lassen sich folgendermaßen zusammenfassen: Personen, die unter Desorganisationsproblemen leiden, scheinen Probleme mit der Organisation von Raum und Zeit aufzuweisen, die durch einen Hang zum Sammeln und Horten verstärkt werden können, aber nicht müssen. Die Beeinträchtigung wird insbesondere in der eigenen Wohnumgebung erfahren. Aber auch am Arbeitsplatz und in der Freizeitgestaltung machen sich die Auswirkungen der Desorganisationsproblematik bemerkbar. Die Desorganisationsproblematik scheint weiterhin ein chronisches Leiden darzustellen, welches sich über einen beträchtlichen Zeitraum hinziehen kann und insbesondere bis zum 30sten Lebensjahr bei den meisten Betroffenen aufgetreten ist. Die Problematik geht mit einem erhöhten Risiko für das Auftreten weiterer psychischer Störungen einher. Depression, Essstörungen und Angst werden am häufigsten genannt.

Implikation: Desorganisationsprobleme oder chronische Depression?

Das könnte zu der Annahme führen, dass Personen mit Desorganisationsproblemen so genannte „chronifizierte Depressive" sind. Depressive Personen haben ebenfalls große Schwierigkeiten, ihren Alltag zufriedenstellend zu bewältigen. Auf der Basis der vorliegenden Daten können jedoch keinerlei Rückschlüsse auf die Kausalität geschlossen werden. Ob zuerst eine Depression vorlag und sich dann ein Desorganisationsproblem daraus entwickelt hat oder umgekehrt, kann hier nicht entschieden werden. Es ist aber sehr wahrscheinlich, dass sich Desorganisationsprobleme und depressive Zustände gegenseitig verstärken können.

Einige Beobachtungen sprechen allerdings dagegen, dass Depression die grundlegende Problematik von Personen mit Desorganisationsproblemen darstellt. So weisen betroffene Personen meistens sehr heterogene Interessen und Hobbies auf, denen sie nachgehen, wenn auch nicht diszipliniert und mit einer hohen Wahrscheinlichkeit, sie irgendwann wieder abzubrechen. Außerdem sind sie sehr nach außen orientiert. So sind viele von ihnen in Selbsthilfegruppen organisiert, die wiederum moderne Kommunikationsmittel benutzen, um sich nach außen zu präsentieren. Sie veranstalten Regionaltagungen und präsentieren sich gerne und oft in den Medien. Alles dies sind Verhaltensweisen, die nicht typisch depressiv sind. Es ist leicht nachzuvollziehen, dass Personen mit einem Desorganisationsproblem depressive Zustände erleben, wenn sie sich mit ihren Unzulänglichkeiten konfrontiert sehen. Aber die Beobachtungen widersprechen einer Gleichsetzung von einer Desorganisationsproblematik mit Depression.

Implikation: Desorganisationsproblem oder Zwangsstörung?

Wenn wir uns die charakteristischen Merkmale von Zwangsstörungen vergegenwärtigen, die im zweiten Kapitel dargestellt wurden, dann überlappen sich manche der Befunde zum Verlauf und der Gestalt von Desorganisationsproblemen mit Zwangserkrankungen. So ist die Gestaltung der Komorbidität ähnlich. Auch die zeitliche Entwicklung der Störung und das von manchen Betroffenen als zwanghaft erlebte Sammeln und Horten ähneln sich. Dennoch erleben sich viele Betroffene als desorganisiert und leiden darunter, ohne dass sie horten oder sammeln würden. Ein Zwangssymptom ist kein notwendiges Kriterium für das Vorliegen einer Desorganisationsproblematik. Auch liegt der Beginn eines Desorganisationsproblems durchschnittlich früher als bei Zwangserkrankungen.

5. Die Gestaltung sozialer Beziehungen

Der Mensch ist ein soziales Wesen. Die Anwesenheit anderer, besonders vertrauter Menschen ist insbesondere in Situationen, in denen wir Stress, Angst und Unsicherheit erleben, beruhigend. Zahlreiche Studien belegen, dass Menschen, die sich einsam fühlen, häufiger krank sind und darüber hinaus noch viele andere Beschwerden aufweisen (1). Andere Menschen bilden für uns soziale Puffer, welche die bedrohlichen Folgen von Lebensereignissen abmildern können. Natürlich können auch Bindungen problematisch sein, in Krisenzeiten jedoch können sie sich als hilfreich erweisen. Um jedoch zwischenmenschliche Beziehungen so zu gestalten, dass sie wirklich als hilfreich empfunden werden, sind soziale Kompetenzen erforderlich, wie geben können, zuhören können, ein Minimum von Verlässlichkeit zeigen können, Konfliktfähigkeit und weitere soziale Fertigkeiten.

Wie sieht es nun aus mit der Gestaltung sozialer Beziehungen bei Menschen, die unter Desorganisationsproblemen leiden? In welchen Beziehungsformen leben sie und wie gestalten sie ihre Partnerschaften?

Beziehungsformen von Personen mit Desorganisationsproblemen

„Das Messie-Sein ist die neue Krankheit der Einsamen"
(BILD, Januar 1998)

Personen mit Desorganisationsproblemen leben in der Regel nicht allein. Das Bild des einsamen von der Außenwelt völlig abgeschotteten Messies ist zu einseitig. Bei Personen mit Desorganisationsproblemen kommen alle möglichen zwischenmenschlichen Beziehungskonstellationen in der Lebensform vor. Eine Analyse der Beziehungsarten aus Studie 1 ergibt folgendes Bild. Zwar steht ein beträchtlicher Anteil betroffener Personen allein (41%). Über die Hälfte der Betroffenen lebt jedoch in einer Beziehung, davon 34% in einer festen Beziehung, zusammen mit dem Partner beziehungsweise der Partnerin und 18% getrennt vom Partner/Partnerin. Den geringsten Anteil bilden Betroffene, die zeitweilige Beziehungen führen, ansonsten aber alleinstehend sind (7 %). Auf eine Repräsentativität dieses Musters für die Gesamtheit der Betroffenen kann aufgrund dieser Daten nicht geschlossen werden. Die in Studie 1 gefundene Verteilung entspricht jedoch in etwa derjenigen, die auch in den anderen Studien die Stichproben beschreibt. Es ist jedoch wahrscheinlich und wurde bis hier auch belegt, dass Personen mit Desorganisationsproblemen aufgrund ihrer Problematik ganz spezifische zwischenmenschliche Probleme entwickeln und den wichtigen Aspekt des sozialen Miteinanders als eine problematische Angelegenheit erleben.

Schuld, Scham und die Tendenz zur sozialen Isolation

In Studie 1 habe ich Betroffenen die Möglichkeit eingeräumt, selber etwas zu den Aspekten zu schreiben, die hilfreich sein könnten. Diese Möglichkeit nutzten viele Betroffene, um ihren Gefühlen von Schuld und Scham Ausdruck zu verleihen und zu betonen, dass funktionierende soziale Beziehungen vielleicht hilfreich hätten sein können. Im Folgenden werden wir sehen, wie diese Gefühle über die eigene Unfähigkeit „normal ordentlich" zu sein auch mit der Gestaltung sozialer Beziehungen zusammenhängen. Statt dass „die Dinge" und die Anhäufung von Unordnung soziale Beziehungen ersetzen, scheint es eher so zu sein, dass sie bestehende Schwierigkeiten in der sozialen Welt verstärken.

Dadurch, dass sie ihre Wohnung als einen Ort des totalen Chaos empfinden, unabhängig davon, ob dies realistisch ist oder nicht, scheuen sich viele Betroffene, Freunde und Bekannte, ja mitunter auch Verwandte zu sich nach Hause einzuladen. Eine 26-jährige Frau schreibt: *„Durch die Angst, mich zu blamieren, habe ich kaum noch Kontakt zu eher flüchtigen Bekannten."* Eine ähnliche Erfahrung führt eine 29-jährige Frau aus: *"Ich erlebe eine zunehmende Isolation im privaten Bereich, aus der ich momentan versuche auszubrechen -- mein Privatleben findet praktisch nur im Büro statt. Was hätte mir helfen können? Ich glaube, niemand von außen, auch Hilfsangebote meiner Mutter habe ich immer wieder abgelehnt, weil ich mich wegen meiner Wohnung schäme!"*

Im Laufe der Jahre gelingt es einigen Betroffenen, sich über die Scham hinwegzusetzen und so die soziale Isolation nicht weiter eskalieren zu lassen. Ein 61-jähriger Mann beschreibt seine Entwicklung von unbewusster Scham zu mehr Offenheit trotz des Chaos folgendermaßen: *„Die ersten Jahre habe ich das schlimme Aussehen meiner Wohnung gar nicht wahrgenommen. Ich fand das für mich normal und in Ordnung. Es störte mich überhaupt nicht. Ich fühlte mich trotzdem sehr wohl in meiner Wohnung. Ich wusste allerdings, dass ich niemanden rein lassen durfte und tat dies auch nicht. Ich fand grundsätzlich immer alles sofort, was ich suchte (trotz der katastrophalen Unordnung). Später ließ ich auch Freunde und sehr gute Bekannte in meine Wohnung, ohne dass mir das unangenehm war. Und enge Verwandte. Heute ist meine ganze Wohnung voll Sachen. Irgendwann war meine Wohnung so voll, dass ich keinen Platz zum Schlafen mehr hatte. Voll mit wertvollen Papieren, aber ungeordnet.*

Ich suche viele Sachen ganz dringend, aber finde sie nicht mehr. Ich weiß, dass es so nicht weitergehen kann.“

Weiterhin erwähnen einige Personen mit Desorganisationsproblemen generelle Defizite im Bereich der sozialen Beziehungen. Eine 51-jährige Frau berichtet beispielsweise von mangelndem Durchsetzungsvermögen hinsichtlich ihrer eigenen Belange: *„Ich könnte die Situation sicher besser bewältigen, wenn ich meine eigenen Interessen besser vertreten könnte, zu anderen ruhig mal nein sagen könnte und wenn ich andere leichter um Hilfe bitten könnte."* Ein 37-jähriger Mann schreibt: *"Irgendwie verbinde ich damit* (mit der Störung) *auch ein Minderwertigkeitsgefühl, welches meine zwischenmenschlichen Kontakte beeinträchtigte. Meine Unzuverlässigkeit und Nachlässigkeit mir gegenüber zeigte sich auch in meinen Beziehungen, wofür ich schnell Scham empfand/empfinde und Kontakt leichter abbreche oder vermeide.“*

Wie jedes Vermeidungsverhalten trägt auch soziale Isolation die Gefahr in sich, sich selbst zu stabilisieren. Je weniger eine Person mit anderen Personen kommuniziert und direkt zusammen ist, desto eher läuft sie Gefahr, andere Personen immer weniger zu verstehen, der Kontakt zur Realität geht verloren. Misstrauen und daraus resultierende Unsicherheit kann die Folge sein, welche sich auch in einer grundlegend feindseligen Haltung gegenüber anderen verfestigen kann.

Dazu kommt, dass soziale Isolation eine betroffene Person ihre Aufmerksamkeit verstärkt auf ihre Probleme richten lässt. Dadurch kann sich die Zahl ihrer positiven Alltagserfahrungen verringern. Wie wir gesehen haben, berichten Personen mit Desorganisationsproblemen im Durchschnitt erhöhte depressive Verstimmungen und leiden unter einer Vielzahl weiterer psychisch beeinträchtigender Symptome wie Panik, Angst, Stress und psychosomatische Beschwerden. Diese können durchaus alle durch eine soziale Isolation verstärkt werden.

Das Anwachsen sozialer Ängstlichkeit durch soziale Isolation

Nicht nur weil sozialer Rückzug zur Eskalation psychischer Probleme entscheidend beiträgt, ist die zu beobachtende Tendenz zur Isolation ein wichtiger Aspekt. Soziale Isolation erleichtert es möglicherweise einer Person, eine Diskrepanz zwischen Real- und Idealzustand zu überdecken. Diese Diskrepanz kann so beschämend groß ausfallen, dass ein Rückzug, also die Vermeidung der öffentlichen Zurschaustellung der eigenen wahrgenommenen Unzulänglichkeiten, sicherer als der Kontakt erscheint. Dieses Verhaltensmuster weist Parallelen zur sozialen Ängstlichkeit auf (2-3). Soziale Ängstlichkeit setzt dann ein, wenn Personen einerseits einen guten Eindruck machen wollen, andererseits aber eine geringe Erwartung aufweisen, auch wirklich einen guten Eindruck erzeugen zu können. Aufgrund dieser pessimistischen Erwartungen leiden sozial ängstliche Personen unter unangenehmen emotionalen, physiologischen und verhaltensbezogenen Begleiterscheinungen. Sie fühlen sich im Zusammensein mit anderen angespannt, tolpatschig, unwohl und sind körperlich erregt. Das zeigt sich in einer erhöhten Pulsschlagrate, Erröten, Schwitzen. Diese unangenehmen Begleiterscheinungen führen zu einer Verminderung von Kontakten mit anderen Personen – die sozial ängstliche Person zieht sich immer mehr zurück und übt so immer weniger die inneren Einstellungen und äußeren Verhaltensweisen, die längerfristig helfen könnten, die soziale Angst zu bewältigen.

Die Bindungstheorie: Eine wissenschaftliche Annäherung an Beziehungen

Zunächst möchte ich eine Theorie darstellen, die ich für sehr nützlich für die hier vorliegende Frage nach der Gestaltung sozialer Beziehungen von Personen mit Desorganisationsproblemen halte, nämlich die Bindungstheorie. Bowlby (4) nahm deren erste Formulierung vor. Dann möchte ich mich insbesondere auf die Art von Beziehung konzentrieren, deren ursprüngliche und eigentliche ideelle Funktion es immer noch ist, eine stabile Grundlage für die Bewältigung der Unbill eines durchschnittlichen Alltagslebens zu liefern: Die intime Beziehung zu einer anderen Person.

Bindung

Bowlby war der Ansicht, dass die Erfahrungen der sozialen Bindung, die Menschen in ihrer frühen Kindheit machen, in einem engen Zusammenhang damit stehen, wie wir spätere Beziehungen zu anderen Menschen gestalten. Wir lernen also durch die Art der Beziehung zu unseren wichtigen frühen Bezugspersonen, wie zwischenmenschliche Beziehungen auszusehen haben. Auch wenn es durchaus möglich ist, diese frühkindlichen Erfahrungen zu einem späteren Zeitpunkt zu hinterfragen und zu ändern, stellen unsere ersten Erfahrungen die Grundlagen dar. Sie bilden ein inneres Arbeitsmodell, nach dem wir uns zunächst richten und weitere Beziehungen gestalten. Dieses Arbeitsmodell bestimmt, wie wir Nähe und Distanz zu anderen Personen regulieren. Bowlby geht davon aus, dass wir umso entdeckungsfreudiger sein können, je sicherer wir gebunden sind. Dies ist ein interessanter Punkt, denn damit sagt Bowlby zwischen den Zeilen, dass Autonomie nicht auf Bindungslosigkeit beruht, sondern Bindung voraussetzt.

Ainsworth und ihre Mitarbeiter (5) untersuchten die Bindungen zwischen Kleinkindern und ihren wichtigsten Bezugspersonen, welche in diesem Fall in der Regel die Mütter dieser Kinder waren. Sie konnten verschiedene grundlegende Stile von Bindung identifizieren. Kinder, die sich des Schutzes und der Nähe ihrer wichtigsten Bezugsperson in belastenden Situationen sicher sein können und diese im Notfall als eine sichere Basis nutzen, zeigen ein ausgewogenes Verhältnis zwischen Bindungs- und Erkundungsverhalten. Die diesem Verhalten zugrunde liegende Bindung wird als *sicher* bezeichnet. Machen Kinder dagegen die Erfahrung, dass die Bezugsperson regelmäßig zurückweisend reagiert und sie dort nicht auf Unterstützung hoffen können, werden sich diese Kinder zurückziehen. Somit muss das Bedürfnis nach Nähe und Trost in emotional belastenden Situationen in den Hintergrund treten, um die Situation zu bewältigen und eine Ablehnung zu verhindern. Das Bindungssystem und damit eine gesunde Autonomieentwicklung dieser Kinder ist nachhaltig gestört. Diese Kinder sind als *unsicher-vermeidend* zu bezeichnen, sie vermeiden die Nähe der Bezugsperson und bleiben bei Belastung allein. Demgegenüber steht eine Deaktivierung des Explorationssystems, wenn sich das Kind an die Bezugsperson klammert, um die Nähe dieser Person zu gewährleisten. Dies ist der Fall, wenn das Kind regelmäßig Erfahrungen von Unzuverlässigkeit mit der Bezugsperson gemacht hat, diese also mal feinfühlig, mal ablehnend auf die Bedürfnisse des Kindes reagiert. Aufgrund der unsicheren Verfügbarkeit ist der Wunsch des Kindes nach dauernder Nähe sehr viel größer und die Angst vor einer Trennung sehr viel stärker als bei den vermeidend gebundenen Kindern, die sich des ausbleibenden Trostes sicher sein können und andere Strategien finden müssen, um mit Belastungen umzugehen. Dieses aus den inkonsistenten Reaktionen der Bezugsperson resultierende Verhalten, welches sich in Anklammern und einer fehlenden Autonomie äußert, wird als *unsicher-ambivalent* bezeichnet.

Folgen von Bindungsmodellen

Eine Reihe von Studien zeigt, dass unser einmal erworbener Bindungsstil erstaunlich stabil bleiben kann, jedoch muss dies nicht notwendigerweise der Fall sein. So kann es durchaus sein, dass beispielsweise eine Person mit einem *unsicher-ambivalenten* Bindungsstil auf eine Person mit dem Arbeitsmodell *sichere* Bindung trifft. Durch günstige Umstände könnte die Person mit einem unsicher-ambivalenten Bindungsstil lernen, sich mehr zu öffnen, sie könnte lernen, sich besser zu akzeptieren und sie könnte auch lernen, ihr Bedürfnis nach Zuwendung angstfrei zu artikulieren. Besonders unsicher-vermeidend gebundene Personen lassen andere, möglicherweise positive Erfahrungen mit möglichen Bindungspersonen aufgrund einer großen Angst vor Nähe gar nicht erst zu. Die selbstgewählte Isolation kann dazu führen, dass die Arbeitsmodelle immer starrer werden und die weitere Strukturierung zwischenmenschlicher Beziehungen entscheidend beeinflusst (6-7). Derartige Bindungserfahrungen und die daraus folgenden Schwierigkeiten, sich in belastenden Situationen Hilfe zu suchen aufgrund des Gefühls, diese nicht wert zu sein, stellen einen wichtigen Risikofaktor für Krankheiten und psychische Störungen dar. So weisen Kinder, die als sicher klassifiziert waren, im Alter von zehn Jahren bereits ein festeres Netz von Freundschaften auf als andere Kinder (8), im Jugendalter können sie eher nach Hilfe fragen und diese auch annehmen (9) und sie erweisen sich generell als sozial kompetenter (10).

Bindung und Desorganisationsprobleme

Eine sichere Bindung kann also einen wichtigen Schutzfaktor darstellen, insofern die damit einhergehenden Fähigkeiten dazu beitragen, wechselseitig lohnende Beziehungen einzugehen. Die Frage ist hier nun, inwieweit Personen mit Desorganisationsproblemen durch einen bestimmten Bindungsstil charakterisiert sind. Vergegenwärtigen wir uns die bisherigen Aussagen von betroffenen Personen über die Gestaltung ihrer sozialen Beziehungen, so müssen wir davon ausgehen, dass vermutlich wenige betroffene Personen über ein sicheres internes Arbeitsmodell von Bindung verfügen. Zieht man weiterhin in Betracht, dass viele Personen mit Desorganisationsproblemen unter sozialer Isolation leiden, wenig um Hilfe bitten und wenig soziale Unterstützung erfahren, muss man zu dem Schluss kommen, dass ein unsicher-vermeidender Bindungsstil wohl charakteristisch für diese Personengruppe ist.

Nicht nur Isolation als sekundäres Symptom – Scham über das vermeintliche oder reelle Chaos in der privaten Umgebung als Ursache des Rückzugs und nachfolgender Isolation – sondern auch mangelnder Ausdruck eigener Bedürfnisse aus Angst vor Zurückweisung (zum Beispiel nach Hilfe zu fragen) könnte möglicherweise als ein Aspekt vorauslaufender Bedingungen der Entwicklung einer Desorganisationsproblematik kausal wirksam gewesen sein. Ein charakteristisches Zusammenspiel bindungsrelevanter Merkmale würde Hinweise darauf geben, dass auch die Gestaltung sozialer Beziehungen in spezifischer Weise mit einer Desorganisationsproblematik zusammenhängt und würde einen wichtigen Anhaltspunkt für therapeutische Interventionen liefern.

Um diese Annahme zu überprüfen, wurden in zwei Untersuchungen (Studien 4 und 5) in einem ersten Analyseschritt auf der individuellen Ebene die Verteilung der Bindungsstile von Personen mit Desorganisationsproblemen mit einer Personengruppe ohne diese Problematik verglichen, und zwar in Hinblick auf das in einer Partnerschaft aktivierte Bindungsmodell. Auf der Paarebene wurden dann in einem zweiten Analyseschritt (Studien 5 und 6) beide Partner in die Klassifizierung des Bindungsstils mit einbezogen.

Die in Studie 4 verwendete Bindungsskala (11-12) enthält drei Subskalen, die Akzeptanzprobleme, Öffnungsbereitschaft und Zuwendungsbedürfnis genannt werden (siehe Tabelle 3). *Akzeptanzprobleme* beziehen sich auf die Befürchtung, der Partner beziehungsweise die Partnerin akzeptiere die eigene Person nicht und werde sie verlassen, wenn die wirklichen Gefühle und Gedanken ausgesprochen würden. Eine hohe Ausprägung auf dieser Skala spiegelt die Befürchtung wieder, nicht so akzeptiert zu werden, wie man ist und deswegen verlassen zu werden.

Für die bestehende Partnerschaft weist ein hoher Wert für Akzeptanzprobleme außerdem darauf hin, dass Konflikte und Belastungen in der Partnerschaft verstärkt wahrgenommen werden und die Beziehung als weniger zufriedenstellend und stabil erlebt wird. Die eigene Person wird als unzulänglich, wenig konzentrationsfähig und in ihrer psychischen Funktionsfähigkeit generell als eingeschränkt wahrgenommen. Hohe Akzeptanzprobleme weisen also auf ein negatives Selbstbild, einen niedrigen Selbstwert, negative Erwartungen bezüglich des Partners/der Partnerin und ein negatives Erleben der aktuellen Beziehung sowie anderer sozialer Beziehungen hin. Für die positive Weiterentwicklung jeder Beziehung ist es wichtig, seine Gedanken und Gefühle mitzuteilen. Um dazu fähig zu sein, muss darauf vertraut werden, dass der andere/die andere diese Mitteilungen verstehen kann. Die Skala *Öffnungsbereitschaft* reflektiert diese Bereitschaft und Fähigkeit der Selbstöffnung. Ein hoher Wert weist auf ein positives Erleben von sozialen Beziehungen hin und auf eine positive Selbstbeschreibung. Ein niedriger Wert beinhaltet die Abneigung, sein Inneres zu öffnen.

Schließlich enthält der Fragebogen die Skala *Zuwendungsbedürfnis*. Ein hoher Wert deutet darauf hin, dass eine Person ein hohes Maß an Nähe und Zuwendung von der anderen Person benötigt.

AKZEPTANZPROBLEME
Wenn mein Partner/meine Partnerin liebvoll zu mir ist, können mir schon mal Zweifel kommen, ob er/sie das auch wirklich so meint
ÖFFNUNGSBEREITSCHAFT
Es fällt mir leicht, gegenüber meinem Partner/meiner Partnerin über Gefühle zu sprechen.
ZUWENDUNGSBEDÜRFNIS
Wenn ich von meinem Partner/meiner Partnerin getrennt bin, macht mich das unruhig und nervös.

(nach Buschkämper, 1998 auf der Grundlage von Höger, 1999)

Tabelle 3: Aussagen zur Erfassung von Bindung (Beispiele)

Je nach Kombination dieser drei Dimensionen zueinander sind nun unterschiedliche Bindungsstile identifizierbar. Vermeidend-unsicher gebundene Personen können zwar ein positives oder ein negatives Selbstbild haben (also können in der Ausprägung ihrer Akzeptanzprobleme sehr variieren), weisen jedoch immer eine negative Wahrnehmung anderer Personen auf (geringe Öffnungsbereitschaft) und erleben ihre Umwelt als unzuverlässig und zurückweisend (geringes Zuwendungsbedürfnis). Sicher gebundene Personen erleben sowohl sich selbst als auch andere Personen als positiv und liebenswert (niedrige Akzeptanzprobleme, hohe Öffnungsbereitschaft, hohes Zuwendungsbedürfnis), unsicher-ambivalent gebundene Personen besitzen eine positive Sicht von anderen, haben jedoch ein negatives Selbstbild (hohe Akzeptanzprobleme, geringe Öffnungsbereitschaft und hohes Zuwendungsbedürfnis).

Bindungsstile bei Personen mit Desorganisationsproblemen

Abbildung 9 zeigt die prozentuale Verteilung der Bindungsstile für die Vergleichsgruppe und der Personen mit Desorganisationsproblemen. In der Vergleichsgruppe lassen sich zwölf Personen mit einem sicheren Bindungsstil identifizieren (35.29 %), bei den Personen mit einer Desorganisationsproblematik hingegen nur zwei Personen (5.13 %). Hinsichtlich des unsicher-vermeidenden Bindungsstils ergeben sich ebenfalls auffällige Differenzen. Während in der Vergleichsgruppe 18 Personen diesen Bindungsstil aufweisen (52.94 %), findet sich bei den Personen mit Desorganisationsproblemen hier die überwiegende Zahl der Teilnehmenden wieder, nämlich 33 Personen (84.62 %). Hinsichtlich der Verteilung des unsicher-ambivalenten Bindungsstils ergeben sich keine auffälligen Unterschiede. In beiden Gruppen sind jeweils vier Personen diesem Bindungsstil zuzuordnen. Das entspricht 11.76 % in der Vergleichsgruppe und 10.26 % bei den Personen mit Desorganisationsproblemen.

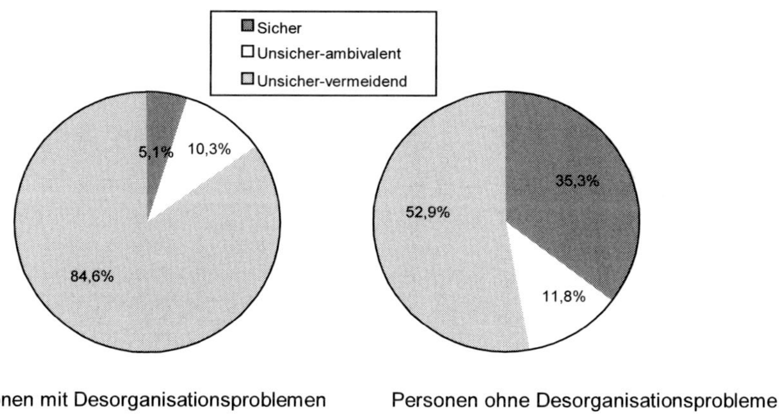

Statistische Angaben:
$chi^2(2)= 11{,}26$, $p< .004$; Verteilung der Bindungsstile in den beiden Gruppen
$chi^2(1)= 9{,}30$, $p< .002$ sicher vs unsicher-vermeidend

Abbildung 9: Verteilung der Bindungsstile nach dem BFKE

Partnerschaftszufriedenheit bei Personen mit Desorganisationsproblemen

Zusätzlich zum Bindungsstil wurden die Teilnehmenden mit Hilfe einer weiteren Skala (13) nach der Zufriedenheit mit ihrer Partnerschaft befragt. Sieben Aussagen werden daraufhin beurteilt, ob sie auf die eigene Partnerschaft zutreffen oder nicht. Je höher der Wert, desto größer ist die Partnerschaftszufriedenheit.

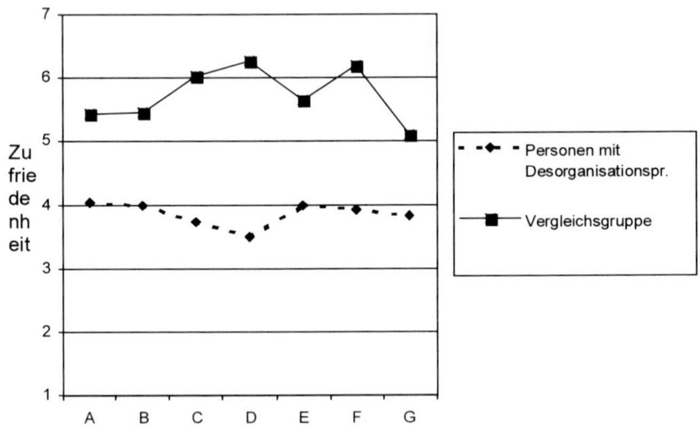

Statistische Angaben:
Betroffene Personen: **M**=4,42
Vergleichsgruppe: **M**=5,74
t (70) = 6,60, **p**< .001

A = Erfüllung der Bedürfnisse
B = Generelle Zufriedenheit
C = Vergleich der Partnerschaft mit anderen Partnerschaften
D = Bedauern über die Existenz der Beziehung
E = Erfüllung der Erwartungen
F = Ausmaß der Liebe
G = Ausmaß der Probleme

Abbildung 10: Zufriedenheit mit der Partnerschaft

In der Vergleichsgruppe wurde eine relativ hohe Zufriedenheit mit der bestehenden Partnerschaft berichtet. Personen mit Desorganisationsproblemen dagegen berichten eine vergleichsweise niedrigere Zufriedenheit. Eine detaillierte Betrachtung der einzelnen Aussagen zeigt (siehe hierzu Abbildung 10), dass ausnahmslos jeder Aspekt der Partnerschaftszufriedenheit von der Vergleichsgruppe besser im Hinblick auf die eigene Partnerschaft bewertet wird. Personen mit einer Desorganisationsproblematik sind beispielsweise unzufriedener mit der Erfüllung ihrer Bedürfnisse durch den Partner/die Partnerin, bedauern stärker die Existenz der Partnerschaft, schätzen das Ausmaß der gegenseitigen Liebe niedriger als die Vergleichsgruppe und das Ausmaß der Probleme höher ein.

Können diese Ergebnisse wiederholt werden?

Der in Studie 5 verwendete Fragebogen besteht aus den Kurzskalen zur Bindung in der Partnerschaft (14). Die Skalen wurden auf der Grundlage eines zweidimensionalen Modells des Bindungsstils entwickelt (15). Die erste Dimension lässt sich als ein Kontinuum von "Vermeidung - Nähe suchen" abzeichnen, die zweite Dimension wird als ein Kontinuum von „Angst - sich geliebt fühlen" bezeichnet.

Die erste Dimension ist als Vermeidungsskala formuliert und umfasst Aussagen wie, *„Ich habe leicht das Gefühl, dass mein Partner/meine Partnerin mich vereinnahmen will"*. Die zweite Dimension wird durch eine Angstskala erfasst, die aus Aussagen, wie beispielsweise *„Ich bin besorgt, für meinen Partner/meine Partnerin nicht genügend wichtig zu sein"* besteht. Setzt man diese beiden Dimensionen miteinander in Beziehung, können vier Bindungstypen unterschieden werden: der (1) sicher gebundene Typ zeichnet sich durch niedrige Werte sowohl auf der Angstskala als auch auf der Vermeidungsskala aus. (2) Ängstlich-ambivalent gebundene Personen sind durch hohe Werte auf der Angstskala und niedrige Werte auf der Vermeidungsskala charakterisiert. Hohe Werte auf beiden Skalen bezeichnen den (3) ängstlich-vermeidenden Typ, der (4) gleichgültig-vermeidende Bindungstyp erzielt hingegen niedrige Werte auf der Angstskala und hohe Werte auf der Vermeidungsskala.

Personen mit Desorganisationsproblemen weisen bedeutsam höhere Werte sowohl auf der Vermeidungsskala als auch auf der Angstskala auf als die Vergleichspersonen.

Abbildung 11 zeigt die Verteilung der Bindungsstile in dieser Untersuchung. Sicher gebundene Personen umfassen bei Personen mit Desorganisationsproblemen sechs Personen (7.9 %), das sind exakt 70 % weniger als bei der Vergleichsgruppe, die mit 60 Personen (77.9 %) am stärksten innerhalb dieser Gruppe vertreten ist. Auch die Unterschiede zwischen den anderen drei Bindungstypen sind gravierend. In den Gruppen ängstlich-vermeidend und gleichgültig-vermeidend lässt sich jeweils nur eine Person in der Vergleichsgruppe finden (jeweils 1.3 %), jedoch 22 Personen mit Desorganisationsproblemen weisen einen ängstlich-vermeidenden Bindungsstil auf (28.9 %) und 13 Personen einen gleichgültig-vermeidenden Bindungsstil (17.1 %). Am geringsten fällt dieser Unterschied hinsichtlich des ängstlich-ambivalenten Bindungsstils auf. 35 betroffene Personen (46.1 %), aber auch 15 Personen der Vergleichsgruppe (19.5 %) fallen in diese Gruppe. Eine Testung dieser

Verteilung weist auf eine statistisch bedeutsame Abweichung der Verteilung der Bindungsstile zwischen beiden Gruppen hin. Dieser Befund kommt durch die jeweils signifikante Abweichung der Verteilung der einzelnen Bindungsstile von den sicher gebundenen Personen zustande.

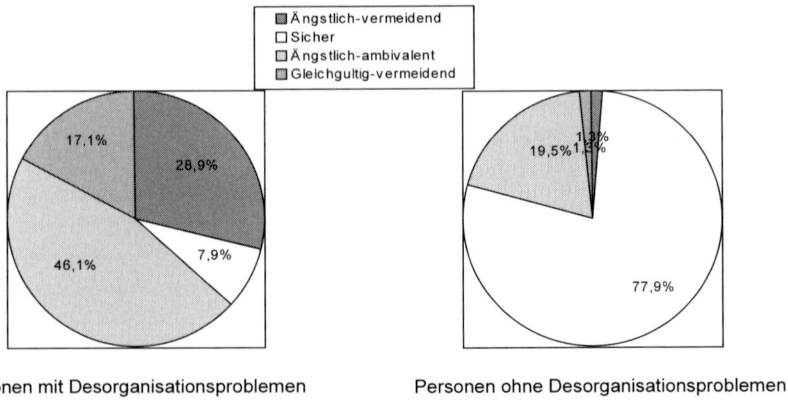

Statistische Angaben:
chi*^{2}**(3)= 81,64, ***p< .001 Abweichung der Verteilung der Bindungsstile zwischen beiden Gruppen
chi*^{2}**(1)= 55,32, ***p< .001 sicher vs ängstlich-vermeidend
chi*^{2}**(1)= 43,56, ***p< .001 sicher vs ängstlich-ambivalent
chi*^{2}**(1)= 40,25, ***p< .001 sicher vs gleichgültig-vermeidend

Abbildung 11: Verteilung der Bindungsstile II

Eine nähere Analyse der Bedeutung der Variablen Angst und Vermeidung für die beobachtete Verteilung ergibt, dass sich ängstlich-vermeidend und ängstlich-ambivalent gebundene Personen nicht bedeutsam häufiger in den Gruppen betroffene Personen und Vergleichsgruppe im Vergleich zu gleichgültig-vermeidenden Personen verteilen. Gruppiert man die ermittelten Häufigkeiten jedoch nach der Variable Vermeidung, ist festzustellen, dass überzufällig häufig bei betroffenen Personen eine Bindung nach dem ängstlich-vermeidenden und gleichgültig-vermeidenden Stil zu finden ist im Vergleich zu ängstlich-ambivalent gebundenen Personen.

Vermeidung und Angst als Regulationsprinzipien in Partnerschaften von Personen mit Desorganisationsproblemen

Die Befunde beider Studien lassen die Aussage zu, dass Personen mit Desorganisationsproblemen überdurchschnittlich selten in die Gruppe der sicher gebundenen Personen fallen und sowohl ein hohes Maß an Angst vor Nähe als auch an Vermeidung aufweisen. Weiterhin lassen sich aufgrund der überdurchschnittlich häufig vertretenen Varianten unsicher gebundener Personen – durch alle *nicht* sicher gebundenen Typen charakterisiert – vorsichtige Aussagen über die psychologische Situation von Personen mit Desorganisationsproblemen in zwischenmenschlichen Beziehungen ableiten. Dabei kommt insbesondere dem Aspekt der Vermeidung eine bedeutsame Rolle zu, die mit einer starken Angst vor Nähe (6) einhergeht. Diese Konstellation kann zur Etablierung einer sozialen Isolation und zu einem längerfristigen Defizit in der Entwicklung sozialer Kompetenzen führen.

Weiterhin sind innerhalb eines Arbeitsmodells von Bindung, in dem Vermeidung als Regulationsprinzip verinnerlicht wurde, andere Personen negativ repräsentiert. Dies würde auch den von Ellis und Knaus erwähnten möglicherweise mitunter zu beobachtenden Aspekt der Feindseligkeit anderen gegenüber im Zusammenhang mit Vermeidungs- und Aufschubproblemen als potenzielle Ursache für eine Desorganistionsproblematik plausibel machen (siehe Kapitel 2). Diese negative Sicht anderer Personen wird möglicherweise auch in der Partnerschaft wirksam, wie die Ergebnisse zur Partnerschaftszufriedenheit nahe legen. Personen mit Desorganisationsproblemen bedauern beispielsweise wesentlich häufiger als Personen ohne eine solche Problematik, dass sie eine Beziehung eingegangen sind.

Die Ebene des Paares: Welche Konstellationen von Bindungsstilen sind zu beobachten?

Wie sehen nun diese Befunde aus, wenn wir die Paarebene betrachten, also nicht nur die individuelle betroffene Person in die Analyse aufnehmen, sondern auch deren Partner beziehungsweise Partnerin mit einbeziehen? Sind möglicherweise bestimmte Konstellationen von Bindungsstilen in der Gruppe der desorganisierten Personen gehäuft zu beobachten?

Tabelle 4 gibt die Analyse der Paarebene aus Studie 5 wieder. Bei 13 Paaren von 19 der Vergleichsgruppe (68.4 %) sind beide Partner sicher gebunden. Diese Konstellation ist bei Personen mit Desorganisationsproblemen nicht zu beobachten. Jeweils fünf Paare in beiden Gruppen weisen die Konstellation „sicher"-„ängstlich-ambivalent" auf. Dies entspricht 29.4 % der Paare betroffener Personen und 26.3 % der Vergleichsgruppe. Beide Partner sind ängstlich-ambivalent gebunden bei sechs Paaren der betroffenen Personen (35.3 %) und einem Paar der Vergleichsgruppe (5.3 %). Jeweils drei Paare der Personen mit Desorganisationsproblemen (je 17.6 %) weisen die Konstellationen „ängstlich-vermeidend"-„ängstlich-ambivalent" und „gleichgültig-vermeidend"-„ängstlich-vermeidend" auf. Diese Konstellationen waren in der Vergleichsgruppe nicht vertreten. Eine statistische Testung weist auf eine signifikante Abweichung der Verteilung der Bindungsstile zwischen beiden Gruppen hin. Diese überzufällige Verteilung geht auf die signifikante Abweichung der beobachteten Fälle hinsichtlich der einzelnen Bindungsstile auf die Paare mit der Konstellation „sicher-sicher" zurück.

Personen:	mit D.			ohne D
Ermittelte Bindungsstilkonstellationen	Anzahl Paare	Partner betroffen	Partner nicht betroffen	Anzahl Paare
Untersuchung 5				
sicher-sicher	-			13 (68,4%)
sicher-		1	4	
ängstlich-ambivalent	5 (29,4%)	5	-	5 (26,3%)
ängstlich-ambivalent	6 (35,3%)	6	6	1 (5,3%)
ängstlich-ambivalent		-	-	
ängstlich-vermeidend	3 (17,6%)	5	-	-
ängstlich-ambivalent		-	1	
gleichgültig-	3 (17,6%)	2	1	-
vermeidend		2	1	
ängstlich-vermeidend				
Untersuchung 6				
unsicher-vermeidend-	5	5	5	
unsicher vermeidend		-	-	
unsicher-vermeidend-	2	2	-	
unsicher ambivalent		-	2	

Statistische Angaben zu Untersuchung 5:

- *chi*^{2} (4) = 22,53, $\boldsymbol{p} < .001$–Testung der Abweichung der Verteilung der Bindungsstilkonstellationen in beiden Gruppen.
- "sicher-sicher" vs. alle anderen Konstellationen *chi*^{2} (1) > 5, $\boldsymbol{p} < .05$

Tabelle 4: Bindungsstilkonstellationen

Die Daten einer weiteren Untersuchung (Studie 6) mit dem Erhebungsinstrument von Buschkämper wurden ebenfalls auf der Paarebene analysiert. Alle Personen mit einem Desorganisationsproblem weisen eine unsicher-vermeidende Bindung auf. Ihre Partner und Partnerinnen ändern dieses Bild kaum. Fünf Personen sind ebenfalls unsicher-vermeidend gebunden und zwei Personen sind einem unsicher-ambivalenten Bindungsstil zuzuordnen.

Wenn man von der Normalverteilung insbesondere der Konstellation der Bindungsstile zueinander ausgeht, treten in Beziehungen vorwiegend bestimm-te Kombinationen zweier Bindungsstile auf, die signifikant von einer Zufallskombination abweichen (17-18). Unter den Bindungsstilen ist insbesondere der ängstlich-vermeidende in Partnerschaften unterrepräsentiert. Auffällig ist jedoch auch, dass sich wenige Paare des gleichen unsicheren Bindungsstiles finden. Sichere Personen sind überzufällig häufig mit anderen sicheren zusammen, während sich zwischen gleichgültig-vermeidenden und ängstlich-ambivalenten komplementäre Kombinationen zeigen, die unter den untersuchten Paaren nicht zu finden sind. Eine zusammenfassende Betrachtung der Paar-Analyseebene zeigt, dass die Gestaltung der Partnerschaften von betroffenen Personen auf beiden Seiten von Angst und Vermeidung geprägt ist. Überdurchschnittlich selten ist in dieser Gruppe auch der nicht betroffene Partner/Partnerin sicher gebunden (vier Personen, Studie 2).

Zusammenfassung und Schlussfolgerungen

Zusammenfassend zeigen die Befunde dieser Studien deutlich, dass Personen mit Desorganisationsproblemen in ihren intimen Beziehungen ein vergleichsweise hohes Maß an Angst und Vermeidung aufweisen. Erhöhte Werte auf diesen beiden Dimensionen hängen mit negativen Erinnerungen an die Partnerschaft und damit verbundenen negativen Emotionen und Gefühlen zusammen (19). Eine vorsichtige Interpretation der Befunde ist jedoch durch die nicht idealen Vergleichsgruppen geboten: Die Gruppe der Personen mit Desorgsanisationsproblemen war in allen Studien durchschnittlich älter als die Vergleichsstichprobe. Möglicherweise ist also der häufig zu beobachtende Bindungsstil „vermeidend-unsicher" in Studie 5 und die hohen Vermeidungswerte in Studie 6 ein Ergebnis enttäuschter Erwartungen und die Verteilung der Bindungsstile, welche auf der dyadischen Ebene beobachtet werden kann, ein Ausdruck dessen, dass aufgrund einer ungelösten Desorganisationsproblematik Partnerschaften präventiv distanziert geführt werden. Um sie nicht zu zerbrechen, geht man sich emotional aus dem Weg. Die Probleme, die eigentlich anstehen, müssen dann nicht gelöst werden. Eine Lösung könnte möglicherweise eine ernsthafte Beratung oder eine Trennung bedeuten, die aber lieber verschoben wird. So könnte Vermeidung eine auch auf die Gestaltung von Partnerschaften generalisierte ineffiziente Problembewältigungsstrategie darstellen.

Zum Gültigkeitsbereich der Befunde

Ein wichtiger Punkt scheint die Frage nach dem Gültigkeitsbereich der Befunde zu sein. Sind die Befunde wirklich charakteristisch für Personen mit Desorganisationsproblemen oder stellen sie nicht generell ein zu erwartendes Muster für Personen dar, die psychisch belastet sind? Auf der Grundlage des hier in Studie 5 verwendeten Fragebogens wurde der Bindungsstil bulimischer und anorektischer Frauen untersucht und verglichen mit einer Vergleichsgruppe, die aus nicht essgestörten Frauen bestand (20). Frauen mit den beiden Essstörungen waren überzufällig häufig unsicher-ambivalent gebunden.

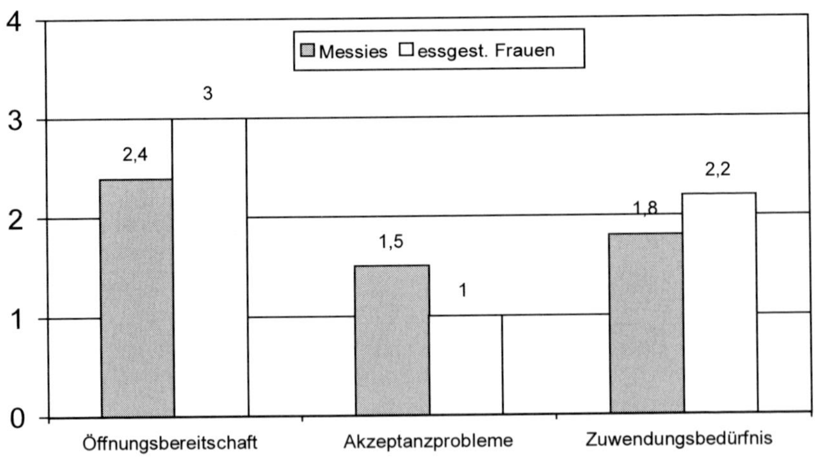

Abbildung 12: Akzeptanzprobleme, Öffnungsbereitschaft und Zuwendungsbedürfnis bei Personen mit Desorganisationsstörungen und Frauen mit Essstörungen

Ein Unterschied bezüglich des unsicher-vermeidenden Bindungsstils konnte nicht ermittelt werden. Das Ergebnis weist darauf hin, dass bestimmte bindungsrelevante Merkmale charakteristisch für bestimmte psychische Störungen ausgeprägt sind und somit hilfreiche Hinweise auf Problematiken geben, die sinnvoll in den therapeutischen Prozess integriert werden können. Möglicherweise weisen essgestörte Patientinnen ein wesentlich negativeres Selbstbild auf als Personen mit Desorganisationsproblemen. So werten Personen mit Desorganisationsproblemen oftmals ihr inneres und äußeres Chaos als Ausdruck von Kreativität um (21). Dieser Aspekt macht sich beispielsweise durch höhere Akzeptanzwerte von Personen mit Desorganisationsproblemen im Vergleich zu essgestörten Patientinnen bemerkbar. Abbildung 12 veranschaulicht die Unterschiede zwischen den Gruppen.

Implikationen für therapeutische Interventionen

Wichtig ist es zu betonen, dass die Untersuchungen keine Schlussfolgerungen für die Ursache der gefundenen Bindungsmuster in Partnerschaften betroffener Personen zulassen. Sie implizieren jedoch, dass deren intime Beziehungen durch Ängste sehr belastet sind, wobei hier als spezifische Lösungsstrategie für auftauchende Probleme die Vermeidung von Nähe gesucht wird. Es könnte vermutlich hilfreich für betroffene Personen sein, die sich in einem therapeutischen Prozess befinden, innerhalb des Bereiches der Partnerschaft zusammen mit dem jeweiligen Partner/Partnerin diese Situation zu verändern statt sich nur ausschließlich auf die primäre Desorganisationsproblematik zu konzentrieren. Somit legen die Befunde nahe, dass die Gestaltung der sozialen Beziehungen möglicherweise einen relevanten Ansatzpunkt für therapeutische Interventionen bieten und dass möglicherweise die Einbeziehung der Partner/der Partnerinnen in den therapeutischen Prozess von besonders hohem Nutzen sein könnte.

Ist Horten eine Kompensation für eine fehlende sichere Bindung?

In Kapitel 3 wurde die Frage aufgeworfen, ob sich viele Betroffene deswegen an zahlreiche Objekte gebunden fühlen, in denen andere Personen keinen Sinn sehen und die sie wahrscheinlich direkt wegwerfen würden, um die Leere aufgrund von entstandenen sozialen Verlusten zu kompensieren. Die mitunter sentimental anmutende Bindung an Objekte und das Sammeln solcher Objekte könnte eine Kompensation für das als gering empfundene Zuwendungsbedürfnis sein und die damit zusammenhängenden distanzierten Beziehungen zu anderen Personen.

Die vorliegenden Befunde können aber nicht als Beweis für diesen kausalen Zusammenhang dienen. Dazu kommt, dass viele Personen mit Desorganisationsproblemen *nicht* sammeln und horten. Wahrscheinlicher erscheint mir die Annahme gleicher psychologischer Ursachen für eine Desorganisationsproblematik und Schwierigkeiten in der Gestaltung sozialer Beziehungen.

6. Das Selbstkonzept

Nur wer noch Chaos im Inneren hat, kann einen tanzenden Stern gebären.
(Friedrich Nietzsche)

Dieses Zitat aus Friedrich Nietzsches Werk könnte ein Leitspruch von Personen mit Desorganisationsproblemen sein. Und es ist genau diese Auffassung von Chaos, die vielen Personen mit Desorganisationsproblemen einen Krankheitsgewinn beschert. Das wird bereits in den nachfolgenden Selbstberichten Betroffener deutlich und dann im Folgenden deutlicher heraus gearbeitet. Die Ursachenerklärungen für die Problematik aus der Sicht betroffener Personen wird reflektiert. Darauf folgt eine kritische Betrachtung des Kreativitätspotenzials und der tatsächlichen Kreativität von Personen mit Desorganisationsproblemen. Dem folgt die Untersuchung eines motivationalen Faktors im Selbstkonzept betroffener Personen, nämlich des Bedürfnisses nach sozialer Anerkennung.

Was bedeutet es, ein Messie zu sein?

Was bedeutet es, ein Messie zu sein aus der Sicht der Betroffenen selbst? Personen mit Desorganisationsstörungen wurden gefragt: „Wenn Sie die fünf wichtigsten Aspekte nennen sollten zu der Frage, was es bedeutet Messie zu sein, welche würden Sie nennen?" (siehe Studie 7, Tabelle 1).

Neun betroffene Personen beantworteten diese Frage. Eine 29-jährige Frau nennt *„Chaos, Unordnung, Sammelleidenschaft, schlechte Planung, Angst vor Entscheidung in Bezug aufs Wegwerfen"*. Ein männlicher Betroffener schreibt (ohne Altersangabe): *„Unpünktlichkeit, gehetzt sein, materielle Erweiterung, Aufschieberitis, Ziel-Verlust"*. Ein weiterer männlicher Betroffener (ohne Altersangabe) nennt gleich acht für ihn charakteristische Aspekte des Messie-Seins: *„Etwas aufbewahren, weil ich es in bestimmten Situationen brauche zur Absicherung, Sicherung, zum Nachsehen aufbewahren – um Akten bearbeiten zu können, was es bedeutet Messie zu sein ist, von der Außenwelt Signale zu bekommen -> „Dein Denk-System" passt nicht in diese Welt, mir kommen andere Menschen oft sehr „genormt" vor! Ich erlebe -> 100 Menschen haben 100 gleiche Systeme, ich erlebe zu wenig Freiheit im Denken bei anderen Menschen, Phantasie möchte ich anwenden (Lyrik – selbst schreiben) Habe ich auch schon getan!, mich stören „Denkmuster" der anderen Menschen*

(„Denkmuster")!, ich werde oft nicht verstanden, kann darüber Verzweiflung bekommen, mag absolut keine „Klischees" in den Vielfältigkeiten der Möglichkeiten!"" Eine 66-jährige Frau schreibt hierzu: *„Einem Messie fällt es schwer, Wesentliches von Unwesentlichem zu unterscheiden, Disziplin zu üben beim Aufheben, Entsorgen und überhaupt Ordnung zu behalten. „Nein" zu sagen, sei es bei Forderungen Anderer, oder zu sich selbst, sich auf einige wenige Hobbys zu konzentrieren, sich nicht immer wieder von neuen Büchern, Abo's, Vorträgen, Prospekten etc. ablenken zu lassen, ein Messie kann schlecht Entscheidungen treffen zu dem Gesagten 1-5".* Über die für ihr Messie-Sein charakteristischen Gefühle schreibt eine 41-jährige Betroffene: *„Ich fühle mich wie ein Kaninchen vor der Schlange, Ich bin nie "fertig", Ich würde gerne meine Zeit sinnvoller verbringen, Ich empfinde Stolz, wenn ich Haushalt o. ähnliches gut bewältige, Ich glaube auch an die positiven Eigenschaften der Messies -> Kreativität, Humor, Einfühlungsvermögen".* Die positiven Eigenschaften werden durch einige Aspekte, die eine 38-jährige Frau als charakteristisch für das Messie-Sein beschreibt, ergänzt: *„Unter Druck der Gesellschaft zu stehen, im ständigen Kampf mit sich selbst zu sein, himmel- hoch jauchzend / zu Tode betrübt, permanent Versagensängste zu haben und ein durch und durch liebenswerter Mensch zu sein".* Weitere Aspekte zählt eine 40-jährige Frau auf: *„Messie zu sein bedeutet, etwas Besonderes zu sein, Unordnung und Sammeln, anders zu sein als total ordentlich, nicht immer alles wieder zu finden und Zwangshaltung."* Insbesondere den Aspekt der sozialen Isolation betont eine 39-jährige Frau: *„Messies sind nett, freundlich, kontaktfreudig, einfühlsam, als Messie "schneidet man sich irgendwie von der Außenwelt ab", man kann zum Beispiel niemanden einfach mal zum Kaffee einladen!, man vereinsamt, obwohl man sehr kontaktfreudig ist -> man besucht andere oder trifft sich in irgendwelchen Gruppen, hat aber kein Privatleben (zu Hause) mit Freunden."* Schließlich schreibt eine weibliche Betroffene (ohne Altersangaben): *„Alle Messies sind sehr, sehr nett!, sehr kontaktfreudig! gehen gut miteinander um!, wenn ich Zeit habe, etwas im Haus zu erledigen, bin ich zu ordentlich, zu gründlich, ich lasse mich beim Haus säubern oft von Papieren oder Telefonaten ablenken, ich weiß oft nicht, was ich zuerst und zuletzt machen soll und flüchte dann entweder aus dem Haus, oder ins Bett oder usw."*

Mit hoher Wahrscheinlichkeit würden weitere hundert Selbstberichte noch eine Vielzahl von Informationen mehr auf die gestellte Frage liefern. Betrachtet man jedoch nur diese neun Selbstdefinitionen, stößt man schnell auf drei Auffälligkeiten. Zunächst fällt auf, dass betroffene Personen von sich selbst durchaus auch ein positives Bild zu haben scheinen. Messies sind demnach „sehr, sehr nett", sozial, kontaktfreudig, kreativ, eben etwas Besonderes. Die Abgrenzung zur Außenwelt, zu der Welt von nicht betroffenen Personen kommt also auch durch eine positive Aufwertung von Betroffenen durch sich selbst zustande. Der Drang, an allem interessiert zu sein und deswegen alles mögliche entwickeln und behalten zu wollen, kann als kreativ interpretiert werden. Die Unfähigkeit „nein" zu sagen zu den Erwartungen, Bitten und Forderungen anderer Personen kann positiv umgemünzt werden in soziales Verhalten und Hilfsbereitschaft. In welcher Hinsicht diese Abgrenzung zum Durchschnitt auch vorgenommen wird, die Quintessenz lautet: Messies sind etwas Besonderes, also statistisch betrachtet auffällig, überdurchschnittlich. Wie alle Gruppen grenzen sich auch Messies positiv gegenüber anderen Gruppen ab.

Weiterhin fällt bei den aufgeführten Selbstdefinitionen auf, dass eine Reihe negativer Emotionen genannt wird, unter denen Messies leiden: Ängste („sich zu entscheiden", „wie ein Kaninchen vor der Schlange", „zu versagen"), Traurigkeit, Stress. Insbesondere die emotionalen Zustände Angst und Stress tauchen in direktem Zusammenhang mit den Folgen von Aufschubverhalten und der damit verbundenen empfundenen Überforderung auf. Schließlich werden eindeutige Verhaltensweisen genannt, welche auf einer Beobachtungsebene Messie-Sein ausmachen: Chaos, Unordnung, Sammelleidenschaft und schlechte Planung (beispielsweise Unpünktlichkeit).

Aus der Gesamtbetrachtung dieser Selbstdefinitionen ergibt sich zunächst ein widersprüchliches Selbstbild von Personen mit Desorganisationsproblemen. Obwohl sie sich schlecht fühlen und sich nach „normalen" Maßstäben unangemessen verhalten bezüglich des Gesamtbereiches Ordnung und Verläßlichkeit, scheinen sie durchaus eine positive Haltung zu der Tatsache einzunehmen, dass sie der Gruppe der Messies angehören. Dieser Widerspruch weist eindeutig darauf hin, dass die Betroffenen zumindest zwei Bewertungssysteme verinnerlicht haben. Auf der einen Seite, schaut man sich die konkreten emotionalen Erlebnisse und Alltagserfahrungen an, ist es negativ, ein Messie zu sein. Auf der anderen Seite jedoch werden exakt die Verhaltensweisen, die von außen betrachtet als negativ bewertet werden als Ausdruck eines zugrunde liegenden kreativen, sozialen Kerns positiv bewertet. Sich in diesen Widerspruch hineinzudenken, der die ambivalente Bewertung des eigenen Verhaltens wiederspiegelt, mag deutlich machen, wie schwer es für eine betroffene Person sein muss, ihr Verhalten konsequent zu ändern. Sie hat noch keinen klaren Standpunkt dazu eingenommen. Zudem könnte dieser Widerspruch auch darauf hinweisen, dass betroffene Personen das Problem als solches noch nicht in einem Ausmaß akzeptiert haben, das zu einer wirklichen Änderung motivieren würde.

Ursachenerklärungen aus Sicht Betroffener

Eine eben solche Funktion des „das Problem von sich wegschieben können" nehmen die Ursachenerklärungen der betroffenen Personen ein. Durch ihre Erklärungen zieht sich wie ein roter Faden die Annahme, es müsse eine äußere Ursache für die eigenen Desorganisationsprobleme geben. Wie alle Menschen, die sich durch irgendwelche Charakteristika von anderen Menschen extrem unterscheiden, machen sich Messies extrem viele Gedanken um das „Warum?".

Ursachen in der Kindheit

Häufig wird in der eigenen Kindheit die Ursache der heutigen Probleme gesehen. So schreibt eine 34-jährige betroffene Frau (Studie 1): *„Meine Kindheit war sehr bedrückend und diffus. Es gab nichts Beständiges. Obwohl mich meine Eltern sicherlich liebten, prägten mich bewusst eher die negativen Signale und Botschaften ihrerseits. Mein Vater kontrollierte selbst meinen Toilettenpapierverschleiß. Als Alkoholiker projizierte er seinen Frust auf mich und meine Mutter. Er sagte mir täglich mehrmals, wie blöd ich doch sei. Ich wurde weder von meinen Eltern, noch von meiner Oma in meiner Selbstständigkeit gefördert. Andererseits tröstete ich als Kind meine Mutter, wenn sie wegen meines Vaters weinte. In der Schule fühlte ich mich von Anfang an verloren. Es gab für mich nirgendwo einen Platz, an dem ich mich ernst genommen und akzeptiert wurde, außer kurzzeitig bei meiner Großmutter. Als sich später noch Krankheitsfälle in unserer Familie häuften, zerfiel mein mühsam zusammengehaltenes Seelengebäude. Ich expandierte körperlich, mein Seelenschmerz weitete sich aus und um mich herum schuf ich Chaos, was meine Ekelgefühle aus der Kindheit immer wieder aufleben ließ. Aus dieser Kurzbeschreibung meiner Kindheit und Jugendzeit ergibt sich von selbst, was mir geholfen hätte, die Störung zu bewältigen: Kontinuität, Liebe, Verständnis, Wärme, Geborgenheit und An- und Ernstgenommenwerden. Ich hätte beständigen Halt gebraucht! Dadurch hätte sich Selbstwertgefühl und Selbstvertrauen entwickeln können. Ich hätte die Unterstützung meiner Eltern gebraucht oder zumindestens eines Elternteils. Unter gegebenen Umständen wäre auch eine Bezugsperson aus dem familiären Umkreis hilfreich gewesen. Zeitweise übernahm meine Großmutter diese Funktion. Wichtig wäre dabei gewesen, dass ich mich hätte auf die betreffende Person verlassen können. Mir fehlte grundsätzlich die Beständigkeit. Irgendwann projizierte ich auf Dinge den Wunsch nach Kontinuität. Neu Gekauftes verschwand fein säuberlich in den Schränken, damit es nicht beschädigt wurde. Dinge bekamen eine Seele. Ich fühlte mich mit meinen "Schätzen" umgeben gewärmt. Das war anfangs, bis das Horten eine Eigendynamik erlangte. Ich warte bis heute darauf, dass mir jemand ähnlich wie in dem*

Film "Good will hunting"" sagt: " Du kannst nichts dafür". Egal welche Symptomatik ich zeigte, es waren Hilferufe, die entweder gar nicht oder nicht richtig erkannt wurden."

Die Erklärung eines 61-jährigen Mannes für seine schwere Desorganisationsproblematik geht sogar noch weiter, indem er Erlebnisse in seiner Kindheit mit hirnorganischen Defiziten verknüpft: *„Ich halte die Messie-Störung nicht für eine Zwangserkrankung. Aber ich halte sie für eine Krankheit, für eine psychische Störung. Bei mir zeigt sich die Messie-Störung in erster Linie als eine Überforderung. Ich kann sehr viel leisten, was andere nicht leisten können, aber meine Wohnung ordentlich und sauber zu halten, das überfordert mich einfach. Das überfordert mich total. Meine Eigen-Diagnose lautet: Durch negativen extremsten Horror-Stress während meiner gesamten Kindheit (seit meiner Geburt) verursachter Hirnschaden."*

75 % der befragten Betroffenen machten keine negativen Aussagen über die eigene Kindheit. Weitere Selbstberichte von Betroffenen ergaben, dass manche der betroffenen Personen überordentliche, sehr kontrollierende Eltern hatten, andere wiederum empfinden ihre Eltern rückschauend ebenfalls als Messies. Der überwiegende Anteil jedoch scheint "normale" Eltern gehabt zu haben. Die in Studie 1 hierfür formulierten Fragen ließen keine prinzipiellen Unterschiede hinsichtlich stressauslösender Ereignisse in der Kindheit zwischen den Personen der Kontrollgruppe und den Betroffenen erkennen. In einer laufenden Studie von Anja Raskob wird dieser Frage mit verbesserten Methoden nachgegangen.

Fehlende Unterstützung

Die Selbstdefinition einer Person lässt sich auch durch deren Antwort auf die Frage erschließen, was ihr hätte helfen können (Studie 1). Hier zeigen sich sehr widersprüchliche Antworten. Einige der Befragten sind der Meinung, dass sie eine Person gebraucht hätten, von der sie bedingungslos geliebt worden wären, die sie so hätte akzeptieren müssen, wie sie sind. Manche der Betroffenen, welche zu dieser Antwort neigten, fanden dann schließlich diese bedingungslose Akzeptanz in Gott. Viele der Betroffenen nennen aber parallel hierzu auch die von Ihnen als notwendig erachtete therapeutische Hilfe und sind der Meinung, dass eine kompetente, professionelle Hilfe sehr unterstützend sein könnte.

Müll als Schutzwall

Manche der Betroffenen, wie Anita, leiten aus der sozialen Isolation als Folge der Scham über den Zustand des Haushaltes auch ein Motiv ab, das sie sich selber zuschreiben: Sie deuten den Müll und die Verwüstung als Schutzwall gegenüber anderen. Eigentlich würden sie niemanden an sich heranlassen wollen und deswegen hätten sie unbewusst einen Schutzwall aus Müll um sich herum gebaut (1). Diese Deutung kann eine Schutzbehauptung sein, die dem äußeren Chaos wenigstens einen Sinn gibt und es in gewisser Weise erklärbar macht. Wie diese Erklärung auch zu verstehen sein mag, fest steht, das haben die Befunde aus dem vierten Kapitel gezeigt, dass aus einer quälenden Scham heraus Personen mit Desorganisationsproblemen in der Regel immer von einer unterschiedlich lange andauernden Phase während des Verlaufs ihres Lebens berichten können, in der sie zum sozialen Rückzug tendieren. Manche von Ihnen haben sogar den Eindruck, dass sozialer Rückzug eine Art Persönlichkeitsmerkmal von Ihnen ist, wie beispielsweise ein 46-jähriger Mann, der schreibt: *„Manchmal denke ich, ich neige zum Briefverkehr, trete mit Menschen lieber über Briefe, Bücher, Zeitschriften, FS, PC, Internet in Kontakt, direkter Kontakt erscheint mir irgendwie gefährlich, weshalb auch immer (schizoide Neigung)."*

So bestechend diese Erklärung auch klingen mag – eigentlich möchte ich niemanden an mich heranlassen, deswegen baue ich mir einen Schutzwall aus Müll (2) – so wahrscheinlich ist jedoch auch die Annahme, dass Horten und Sammeln, Vermüllung, sozialer Rückzug, Distanz zu anderen Menschen, unsicher-vermeidender Bindungsstil, Symptome einer grundlegenderen psychologischen Problematik sind, die sich gegenseitig verstärken können.

Die unter Desorganisationsproblemen leidenden Personen haben also ein ganz bestimmtes Bild von sich selbst, das einerseits realistischerweise durch bestimmte Probleme mit der Organisation von Raum und Zeit charakterisiert ist, andererseits aber Aspekte enthält, die illusionär sind und möglicherweise die Dynamik eines Krankheitsgewinns in Gang setzen können. Einen dieser positiven Aspekte des Selbstkonzeptes möchte ich im Folgenden näher betrachten, nämlich die Selbstzuschreibung Kreativität. Dies erscheint mir wichtig, weil die genauere Analyse einer möglicherweise illusionären Selbstzuschreibung aufzeigen kann, dass die positive Interpretation des eigenen, oft dysfunktionalen Verhaltens zu einer Stagnation hinsichtlich der eigenen Weiterentwicklung führen kann. Außerdem gibt es in dem Bereich „Kreativität" Instrumente, die es möglich machen, Aspekte der Kindheit mit zu erfassen, so dass wir Informationen über Aspekte der Kindheit Betroffener erhalten können, welche über diejenigen in Studie 1 erhaltenen hinausgehen könnten.

Sind Menschen mit Desorganisationsproblemen kreativer als andere Menschen?

Die positive Selbstzuschreibung „Kreativität" wird häufig durch das weit verbreitete Stereotyp des chaotischen Genies oder aber der schwammigen Grenze zwischen Genie und Wahnsinn geleitet und wird in einigen Selbsthilfebüchern der Messies aufgegriffen (3). So berichten Personen mit Desorganisationsproblemen über einen hohen Ideenreichtum, blenden aber offensichtlich aus, dass ihre Ideen selten eine Umsetzung erfahren. Einen ebenso sichtbaren Widerspruch fanden wir bereits hinsichtlich der Gestaltung sozialer Beziehungen. Einerseits berichten Betroffene häufig, wie wir in diesem Kapitel gesehen haben, dass sie sich nichts sehnlicher wünschen als eine tragende Beziehung, andererseits sind ihre Beziehungen eher durch Vermeidungsverhalten charakterisiert. Beide Aspekte könnten Ausdruck einer zentralen Wertediskrepanz von Personen mit Desorganisationsproblemen in für sie relevanten Lebensbereichen sein und dazu führen, dass zu treffende Entscheidungen aufgrund eines widersprüchlichen Wertesystems schwer fallen dürften. Es ist zwar schön und selbstwertdienlich, kreativ zu sein oder eine funktionierende Partnerschaft zu führen, aber es ist zu schwer, dies wirklich umzusetzen. Geäußert wurde diese Wertediskrepanz auch bezüglich der eigenen Desorganisation. Einerseits ist es schrecklich und schamerzeugend, die eigene Desorganisation vor Augen zu haben, andererseits möchte man nicht so „clean" und „sauber" leben wie andere Personen.

Die Beschäftigung mit dem Thema Kreativität führt schnell zu erheblichen Schwierigkeiten mit dem Versuch einer Begriffsdefinition, da hier beispielsweise kulturelle (4) als auch geschlechtsspezifische Kriterien (5) und viele andere eine Rolle für die Definition des Begriffs spielen. Ein neuerer systemischer Ansatz zu Kreativität von Csikszentmihalyi (6) bezieht die relevanten Erkenntnisse anderer Theorien zur Kreativität mit ein und soll uns hier als theoretischer Ausgangspunkt für die Untersuchung dienen.

Nach Csikszentmihalyi müssen drei Faktoren gegeben sein, um die Entstehung von Kreativität zu gewährleisten, *die Domäne*, also ein in der Kultur verankertes Gebiet mit bestimmten Regeln und Verfahrensweisen, deren Kenntnis vorliegen muss, *das Feld*, zu dem alle Personen zählen, die über die soziale Akzeptanz des kreativen Produkts entscheiden (7-8) und *das Individuum* als Synthese aus vererbter Intelligenz und persönlicher Erfahrung, wobei hier insbesondere die intrinsische Motivation relevant ist. Weiterhin stellt Csikszentmihalyi eine Liste antithetischer Merkmalspaare auf, die einen kreativen Menschen seiner Meinung nach hauptsächlich auszeichnen. Menschen, die schöpferisch tätig sind, sollen diese Eigenschaften in bipolarer Form und ausbalancierter starker Ausprägung in sich tragen und es auch schaffen, diese widersprüchlichen Merkmale für sich zu nutzen.

Beispielhaft soll veranschaulicht werden, dass Personen mit Desorganisationsproblemen möglicherweise zwar alle diese Eigenschaften besitzen, es jedoch immer nur eine Seite der zweiteiligen Eigenschaften ist, die sie nutzen. Die zweite Seite dagegen ist vermutlich relativ unterentwickelt, so dass das Kreativitätskriterium nach dieser systemischen Theorie verfehlt wird. Dies zeigt sich an dem Merkmalspaar „hoch energetisch – ruhig und entspannt". Csikszentmihalyi beschreibt, wie sich bei kreativen Menschen Phasen der Aktivität mit Phasen der Entspannung und Reflexion abwechseln und zwar in einem erfolgsstrategisch bewährtem Rhythmus. In Kapitel 4 fanden wir ein ähnliches Spannungsmuster (Studie 2), welches aus einer hektischen Betriebsamkeit einerseits und einem erhöhten Bedarf an regenerativen Pausen aufgrund häufigen und schnellen Erschöpftseins beim Ausführen von Tätigkeiten andererseits besteht. Allerdings scheint bei Personen mit Desorganisationsproblemen die hektische Betriebsamkeit eher als Ausdruck ungebündelter, nicht zielgerichtet eingesetzter Energie und die vielen Erholungspausen beziehungsweise das häufige Erschöpftsein als Ausdruck oder Folge der Frustration über die oftmals ergebnislose Tätigkeit.

Auch das Merkmalspaar „Leid und Schmerz – intensive Freude", welches das Klischee von Genialität und Wahnsinn anspricht (9), könnte auf den ersten Blick auf Personen mit Desorganisationsproblemen zutreffen. So können bei desorganisierten Personen überzufällige Zusammenhänge mit Begleitstörungen wie Depressionen festgestellt werden (siehe Kapitel 4). Diese bekräftigen scheinbar das Bild der unter Desorganisationsproblemen leidenden Person als das eines sehr sensiblen, kreativen Menschen, der unter der Ablehnung seiner Mitmenschen leidet, die er zu spüren bekommt, weil sein Denksystem von der Mehrheit zu sehr abweicht und er sich infolgedessen sozial isoliert. Allerdings entstehen aus diesem sozialen Rückzug keine schöpferischen Energien, wie das bei erfolgreichen Künstlern/innen zu sein scheint, sondern im Gegenteil, ihr Leidensdruck wächst dadurch noch mehr.

Beide Pole verschiedener Merkmalspaare zusammen, ergänzt durch eine hohe intrinsische Motivation beziehungsweise eine hohe Konzentrationskraft, sollen zu einem kreativen Ergebnis führen. Daraus ist die Annahme ableitbar, dass desorganisierte Personen aufgrund der einseitig-polaren Überbetonung in dem Teilprozess der Ideenproduktion überdurchschnittlich abschneiden sollten, wohingegen die Ausarbeitung oder die Umsetzung der Ideen wegen des zu schlecht ausgebildeten Gegenpols, fehlender Motivation und der mangelhaften Konzentrationsfähigkeit unterdurchschnittlich ausfallen dürften.

Weiterhin ist der Einfluss der Umweltbedingungen für das kreative Potential und die kreative Leistung hier von Interesse. Den Selbstberichten einiger Personen mit Desorganisationsproblemen in diesem Kapitel ist zu entnehmen, dass die Umweltbedingungen in ihrer Kindheit und Jugend für die Entwicklung ihrer Persönlichkeit ungünstig gestaltet waren, ein Umstand, der sich möglicherweise in der häufig unsicheren Bindung zu signifikanten anderen Personen ausdrückt (siehe Kapitel 5), aber auch mit der erwarteten vergleichsweise geringen kreativen Leistung zusammenhängen sollte. Die zahlreichen Aspekte der sozialen Herkunft - nationale, regionale, institutionale und familiäre Hintergründe - sind jedoch für besondere kreative Leistungen entscheidend (10).

Aus Tabelle 1 geht hervor, dass die Untersuchung die Testung von drei Gruppen vorsieht: (1) eine Versuchsgruppe, bestehend aus Personen mit Desorganisationsproblemen, (2) eine erste Vergleichsgruppe, die sich aus Personen zusammensetzt, die in einem kreativen Berufsfeld tätig sind (Designer, Designerinnen) und (3) eine zweite Versuchsgruppe, die hinsichtlich Desorganisationsproblemen unauffällig ist und nicht in einem kreativen Bereich professionell tätig ist.

Wie kann man Kreativität messen?

Für diese Untersuchung sollen im Folgenden die Materialien etwas näher beschrieben werden, weil man sich sonst unter den verwendeten Aufgaben nichts vorstellen kann. Diese bestanden aus einem sechsteiligen Fragebogen und zehn Gegenständen aus dem täglichen Leben. Die Gegenstände umfassten ein Regalbrett, einen Plastikeimer, eine Glasform, eine alte Zahnbürste, mehrere unbeschriftete Postkarten, zwei leere und zwei volle Überraschungseier, einige Geschenk- und Lederbänder, zwei leere Kartonagen, einige Stoffreste und verschiedene Zeitschriften. Die sechs Teile des Fragebogens wurden in drei große Blöcke gegliedert, denen drei verschiedene Arten von Aufgaben zugrunde lagen. Die ersten beiden Fragebogenblöcke wurden entwickelt vom Zentrum für empirische pädagogische Forschung an der Universität Koblenz-Landau (11), der dritte Testblock wurde selbst konstruiert.

Der erste Block untersucht das *Kreativitätspotenzial* der Personen, indem diese über Umweltbedingungen aus vier verschiedenen Bereichen befragt werden. Die Bereiche umfassen anregende Bedingungen im Allgemeinen (beispielsweise „Wie anregend sind die Möglichkeiten, mich mit anderen über Lösungsansätze auszutauschen?"), Fragen zu Kindheit und Jugend (beispielsweise „Auch ohne Druck von Eltern oder Lehrern habe ich mich mit bestimmten Schulinhalten beschäftigt"), Reaktionen und Verhaltensweisen in unterschiedlichen Situationen (beispielsweise „Es fällt mir nicht schwer, für die meisten Probleme eine Lösung zu finden") und schließlich allgemeine zu bewertende Aussagen (beispielsweise „Wenn etwas schief geht, dann helfe ich mir mit dem Wissen, dass das nicht immer so sein wird."). Für die Beantwortung der Fragen stand jeweils eine sechsstufige Skala zur Verfügung, deren Abstufungen analog zum Schulnotensystem zu verstehen sind.

Der zweite Block des Testmaterials stellt den eigentlichen *Kreativitätsteil* dar. Auf neun einzelnen Blättern werden Aufgaben präsentiert, die Fähigkeiten wie Flüssigkeit, Flexibilität oder Originalität beim Antworten verlangen. Es geht darum, möglichst viele verschiedene und seltene Ideen zu produzieren. Die Aufgaben umfassen „Wellenlinien", möglichst viele und verschiedene Dinge werden gezeichnet, in denen Wellenlinien enthalten sind, „Wortgestalt", es müssen möglichst viele Eigenschaftswörter so aufgeschrieben werden, dass ihre Bedeutung aus der Wortgestalt ersichtlich wird, „Vornamen", möglichst viele männliche Vornamen werden gesucht, die mit dem Buchstaben „d" enden, „Zahl 5", es sollen möglichst viele und verschiedene Begriffe notiert werden, die mit der Zahl 5 zu tun haben, „Zahl 4", möglichst viele und verschiedene Begriffe werden notiert, die mit der Zahl 4 zu tun haben, „Mitteilen", es müssen möglichst viele Wörter vermerkt werden, die eine ähnliche Bedeutung haben wie das Wort „mitteilen", „Redewendungen", möglichst viele Redewendungen sollen aufgeschrieben werden, „leere Filmdose", gesucht werden möglichst viele und verschiedene Verwendungsmöglichkeiten für eine leere Filmdose und „Büroklammer", analog zur Filmdose soll auch hier vorgegangen werden. Außerdem soll bei sechs von den insgesamt neun Aufgaben abschließend noch der Grad der Originalität der eigenen Einfälle eingeschätzt werden mit den Möglichkeiten, einen Punkt (nicht originell), zwei Punkte (originell) oder drei Punkte (sehr originell) zu vergeben.

Der dritte Block bestand schließlich in der Bearbeitung von Aufgaben, die spezieller auf die *Problematik von Personen mit Desorganisationsproblemen* ausgerichtet war. Thematisiert wurde hier vor allem das Sortieren von Gegenständen. Die Probanden hatten bei den zehn oben aufgeführten Alltagsgegenständen zu entscheiden, welche behalten und welche weggeworfen werden sollten. Für die verbliebenen Gegenstände waren die konkreten Verwendungsmöglichkeiten zu nennen. Die letzte Aufgabe „Ideenumsetzung" umfasste die Darstellung der Planung einer Aufgabe. Diese bestand konkret darin, zu planen, „Ihre Wohnung, in der reges Chaos herrscht, in Ordnung zu bringen und aufzuräumen." Hierfür sollte eine Art „Schlachtplan" verfasst werden und „Ihr Projekt" sollte organisiert werden. Der Plan wurde also schriftlich fixiert.

Zu den Ergebnissen

Die Umweltbedingungen sind umso günstiger einzuschätzen, je geringer der Wert ist. Wie Abbildung 13 zeigt, geben Personen mit Desorganisationsproblemen signifikant schlechtere Umweltbedingungen an als die Gruppe der Designer/innen und als die Vergleichsgruppe 2.

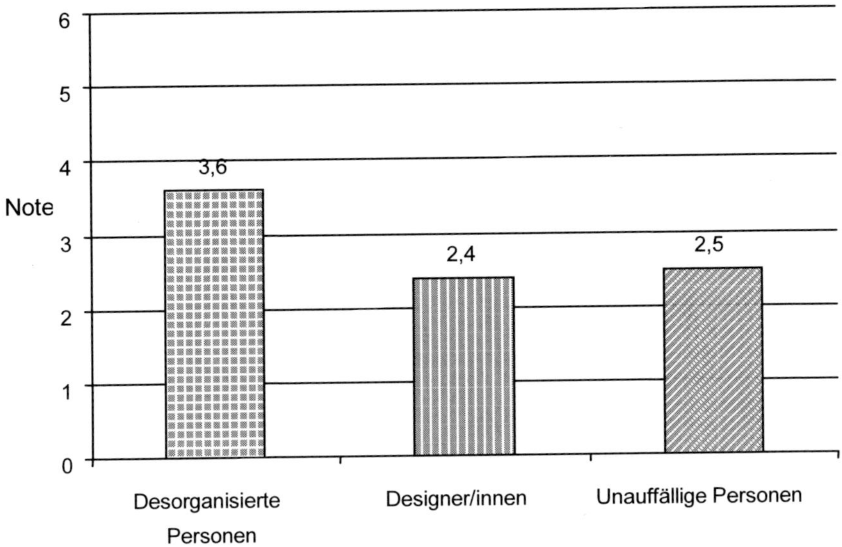

Statistische Angaben:
F(2,35)= 12,26, ***p***< .001; Abweichung innerhalb der Gruppen
Personen mit Desorganisationsproblemen vs. Gruppe 1 und 2
Post-Hoc-Scheffe jeweils ***p***< .01

Abbildung 13: Das Kreativitätspotenzial von Personen mit Desorganisationsproblemen, Designern/innen und unauffälligen Personen

Die Kreativitätsaufgaben wurden nach den drei Aspekten „Menge", „Vielfalt" und „Originalität" ausgewertet. Das Kriterium „Menge" bezeichnet die aufsummierte Anzahl der Ideen pro Aufgabe. „Ideenvielfalt" wurde durch die Einordnung der Ideen in ein Kategoriensystem ermittelt, das bei der Normierung des Tests entwickelt wurde. Die Anzahl der unterschiedlichen Kategorien bildet hier das Maß für dieses Kriterium. Der Originalitätswert wurde anhand eines Vergleichs der Ideen mit Listen ermittelt, die bei der Normierung häufig genannte Ideen erhalten. Jede Idee, die nicht auf einer solchen Liste zu finden war, erhielt einen Originalitätspunkt. Es waren nicht immer alle drei Kriterien auf jede Aufgabe anzuwenden. So wurden die Aufgaben „Wellenlinien", „leere Filmdose" und „Büroklammer" anhand aller drei

Kriterien ausgewertet, die Aufgaben „Wortgestalt", „Zahl 5" und „Zahl 4" nach den Kriterien „Menge" und „Originalität" und die Aufgaben „Vornamen", „Mitteilen" und „Redewendungen" einzig nach dem Kriterium „Menge".

Zur Bildung eines Kreativitätswertes wurden die für die einzelnen Kriterien erreichten Punkte aufsummiert und die Gesamtheit der erreichten Punktmenge in die statistischen Berechnungen einbezogen. Personen mit Desorganisationsproblemen weisen hier ähnlich hohe Werte auf wie Designer/innen, Personen der Vergleichsgruppe 2 erzielen vergleichsweise und statistisch bedeutsam niedrige Werte.

Die Selbsteinschätzung der Originalität wird durch Abbildung 14 veranschaulicht. Erfasst wurde zunächst, wie oft die Teilnehmenden ihre Ideen mit einem Punkt, also mit „nicht originell" eingeschätzt haben.

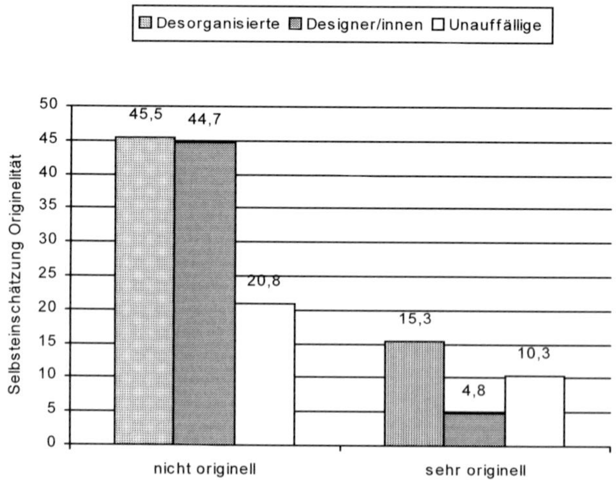

Statistische Angaben:

Zu "nicht-originell **F**(2,34)= 7.60, ***p***< .01

Post-Hoc-Scheffe jeweils ***p***< .01 für Desorganisierte und Designer/innen vs Unauffällige

Zu "sehr originell": kein signifikanter Effekt

Abbildung 14: Die Selbsteinschätzung von Originalität bei Personen mit Desorganisationsproblemen, Designern/innen und unauffälligen Personen

Hierbei zeigte sich, dass Personen mit Desorganisationsstörungen und Designer/innen ihre Ideen in einem vergleichbaren Ausmaß als „nicht originell" bezeichneten. Unauffällige Personen tun dies wesentlich seltener. Die Selbsteinschätzungen mit zwei und drei Punkten weisen keinerlei Effekte auf, ebenso unterscheiden sich für die Bewertung der Ideen als „originell" die Mittelwerte nur geringfügig. Bei der Selbsteinschätzung als „sehr originell" weist die Vergleichsgruppe 2 zusammen mit der Gruppe desorganisierter Personen mehr als doppelt so hohe Werte auf wie die Designer/innen.

Wie gingen nun die Personen der drei Gruppen mit den konkreten Objekten um? Desorganisierte Personen bewahren die meisten Gegenstände auf, die Personen der Vergleichsgruppe 2 sortieren am meisten aus. Designer und Designerinnen liegen hier in der Mitte. Dieser Befund ist genau wie der folgende in Abbildung 15 veranschaulicht. Die Personen mit Desorganisationsproblemen nannten die meisten konkreten Verwendungsabsichten für die Gegenstände, die Designer/innen die wenigsten. Die Personen der Vergleichsgruppe 2 bewegen sich zwischen diesen beiden Werten.

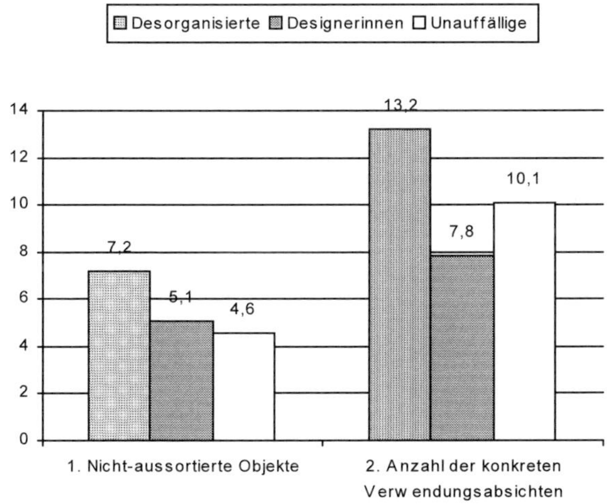

Statistische Angaben:
Zu 1. $F(2,35) = 5.52$, $p < .01$
Desorganisierte vs. Andere: Post-Hoc-Scheffe $p < .055$
Zu 2. $F(2,35) = 6.5$, $p < .01$
Desorganisierte vs. Unauffällige $p < .07$

Abbildung 15: Umgang mit Objekten

Bei der Auswertung der organisatorischen Umsetzung des Projektes „Wohnung aufräumen" wurde berücksichtigt, wie wortreich der Plan aufgeschrieben wurde und wieviele irrelevante Aussagen dabei verwendet wurden. Schließlich wurde noch berücksichtigt, ob Zeiteinteilung als organisatorisches Hilfsmittel Beachtung fand oder nicht. Hinsichtlich der Anzahl der geschriebenen Wörter unterschieden sich die Gruppen bedeutsam. Für die Personen mit Desorganisationsproblemen wurde die höchste Anzahl ermittelt. Personen mit Desorganisationsproblemen in dieser Untersuchung verfassen also relativ wortreiche Organisationspläne (siehe Abbildung 16). Ebenfalls zeigen sich Gruppendifferenzen hinsichtlich der Anzahl irrelevanter Aussagen. Personen mit Desorganisationsproblemen erreichen hier den höchsten Wert.

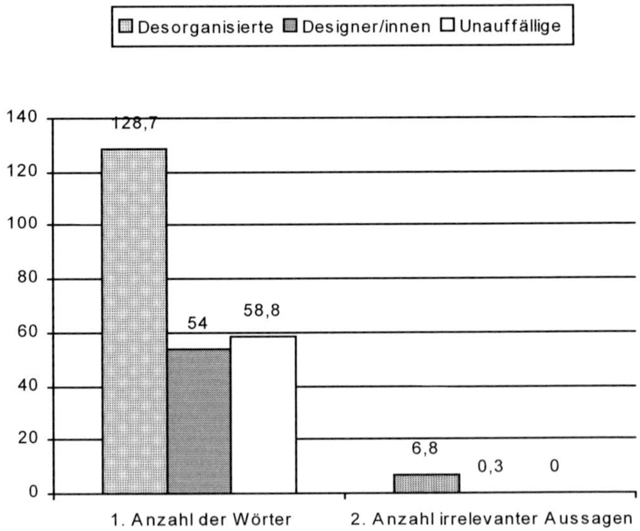

Statistische Angaben:

Zu 1. $\boldsymbol{F}(2,35) = 4.4$, $\boldsymbol{p} < .05$
Desorganisierte vs. Andere $\boldsymbol{p} < .05$ bzw. .06

Zu 2. $\boldsymbol{F}(2,35) = 4.39$, $\boldsymbol{p} < .05$
Desorganisierte vs. Andere $\boldsymbol{p} < .05$ bzw. .06

Abbildung 16: Die Organisation von Projekten

Hinsichtlich des Vorhandenseins einer Zeiteinteilung ergaben sich bedeutsam voneinander abweichende Häufigkeitsverteilungen. Zwei Personen mit Desorganisationsproblemen, acht Designer/innen und vier Personen der Vergleichsgruppe 2 berücksichtigten eine Zeitplanung bei ihrer Organisation, während acht Personen mit Desorganisationsproblemen, drei Designer/innen und sieben Probanden/innen der zweiten Vergleichsgruppe eine spontane Zeiteinteilung vorzogen[4].

Wie lange brauchen die Personen in den drei Gruppen für die Bearbeitung der Aufgaben? Für den ersten Block zeigt sich, dass Betroffene am längsten für die Bearbeitung der Aussagen zur eigenen Kindheit brauchen. Hierfür benötigen sie statistisch signifikant mehr Zeit als die beiden anderen Gruppen. Die Unterschiede zwischen den Gruppen hinsichtlich des zweiten Testblocks sind statistisch nicht bedeutsam. Personen mit Desorganisationsproblemen und Designer/innen weisen vergleichbare Werte auf. Die Werte der dritten Gruppe sind vergleichsweise niedriger. Wie für Block 1 zeigt sich dann wieder für Block 3, dass Personen mit Desorganisationsproblemen die meiste Zeit benötigen, wiederum statistisch bedeutsam mehr als die beiden Vergleichsgruppen.

Zusammenfassung der Ergebnisse zur Kreativität von Personen mit Desorganisationsproblemen

Diese Befunde lassen sich folgendermaßen zusammenfassen: Personen mit Desorganisationsproblemen berichten die schlechtesten Umweltbedingungen. Bezüglich der Ideenproduktion weisen sie ähnlich hohe Werte in ihrer Kreativitätsleistung auf wie die Gruppe der Designer/innen und schätzen genau wie diese ihre Ideen häufig als nicht besonders originell ein, jedoch auch ähnlich häufig wie die Vergleichsgruppe als sehr originell. Es überwiegt jedoch eine Einschätzung als nicht originell, die immerhin viermal so hoch ausfällt wie die Einschätzung als sehr originell. Personen mit Desorganisationsproblemen weisen jedoch keine auffallend hohe Diskrepanz zwischen tatsächlicher Ideenproduktion und eingeschätzter Ideenproduktion auf. Der Umgang mit konkreten Objekten ist dadurch charakterisiert, dass sie mehr Gegenstände zum Aussortieren aufbewahren und damit auch mehr konkrete Verwendungsabsichten verbinden. Die organisatorische Ideenumsetzung ist wortreich, durch zahlreiche irrelevante Aussagen gekennzeichnet und weist keine Zeiteinteilung auf, die gerade bei komplexen Projekten wichtig ist.

[4] Bei dieser Analyse fehlten die Werte von vier Personen.

Schlußfolgerungen aus den Ergebnissen

Die *Fähigkeit zur Organisation und Konzentration* scheint eines der Hauptmerkmale zu sein, welches zwischen den Gruppen differenziert. Insbesondere die Bearbeitung der Ideenumsetzung deutet auf organisatorische Defizite hin: Personen mit Desorganisationsproblemen fallen hier durch weitläufige Ausführungen auf, die übermäßig häufig irrelevante Aussagen enthalten, und welche anzeigen könnten, dass es ihnen schwer fällt, sich auf die wesentlichen Punkte zu konzentrieren. Auch die häufig fehlende geplante Zeiteinteilung spricht gegen ein effektives Vorgehen bei der Ideenumsetzung. Schließlich liefert die Bearbeitungsdauer Informationen hinsichtlich der Konzentrationsfähigkeit der Gruppen. Desorganisierte Personen benötigten für den ersten und dritten Block – die personenzentrierte Themen beziehungsweise organisatorische Fragen enthielten – mehr als doppelt so viel Zeit wie die Vergleichsgruppen. Innerhalb Csikzentmihalyis Ansatz würden diese Hinweise auf Organisationsschwierigkeiten möglicherweise auf eine mangelnd ausgebildete Rationalität bei den Personen mit Desorganisationsproblemen schließen lassen.

Desorganisierte Personen zeichnen sich also durch einen überdurchschnittlichen Ideenreichtum aus, so dass sie durchaus als schöpferisch (im Sinne des verwendeten Tests) zu bezeichnen sind. Auch wenn die Vorhersagekraft von Tests zur Kreativitätsleistung vermutlich grundsätzlich kritisierbar ist (12), scheint es plausibel zu sein, dass eine große Einschränkung der Kreativität betroffener Personen in der Ideenumsetzung liegt. In Csikzentmihalyis Sinne können also Personen mit Desorganisationsproblemen nicht als besonders kreativ bezeichnet werden, da zum schöpferischen Potential auch die Fähigkeit zur Umsetzung gehört.

Weiterhin ergibt sich aus den Befunden dieser Untersuchung die praktische Implikation, dass Personen mit Desorganisationsproblemen vermutlich von einer Schulung ihres Wahrnehmungs-, Organisations- und Konzentrationsvermögens sehr profitieren könnten, dass dies aber nur Teilaspekte einer zentraleren Problematik sein dürften. Personen mit Desorganisationsproblemen sind beispielsweise sehr interessiert an Ordnungssystemen, die mit dem Versprechen angepriesen werden, dass damit jedes Chaos spielend bewältigt werden kann. Allerdings erfordert die Anwendung eines Ordnungssystems eine Konsequenz, die viele Betroffene eben nicht aufbringen, sonst wären sie wahrscheinlich bereits ohne Ordnungssystem ausgekommen. Manche Betroffene berichten auch, dass Ordnungssysteme bei ihnen zu zwanghaften Verhaltensweisen geführt hätten. Sie wollten diese Systeme dann perfekt anwenden. Grundlegender scheint es zu sein, dass bestimmte Werte wie in diesem Kontext beispielsweise „Rationalität“ mit widersprüchlichen Gefühlen besetzt sind. Diese Widersprüche sind in diesem Fall hinderlich für die Umsetzung eigener

Ideen. Je nachdem, welches Wertesystem gerade aktiviert ist, leiden die Betroffenen unter einem negativen Selbstbild („Ich bin alltagsuntauglich") oder gelangen in der eigenen Gruppe phasenweise auch zu einem positiven Selbstbild („Genies sind immer alltagsuntauglich") im Sinne eines Krankheitsgewinns. Dieser Krankheitsgewinn macht sich möglicherweise daran bemerkbar, dass Personen mit Desorganisationsproblemen auffallend selten kognitiv-behaviorale Erklärungsansätze, wie beispielsweise von Frost und Hartl (13) oder Ellis und Knaus (14) favorisieren, in denen eine geringe Frustrationstoleranz, niedriger Selbstwert, Perfektionismus oder Feindseligkeit eine Rolle für die Dynamik eines Desorganisationsproblems spielen. Stattdessen ziehen sie auffallend häufig als Erklärung ihrer Symptomatik die Aufmerksamkeits-Defizit-Hyperaktivitäts-Störung (ADHD) heran.

Dabei scheint es als wenig störend empfunden zu werden, dass über die genauen Ursachen auch hier noch relative Unklarheit vorliegt (15). Neben den negativen Aspekten dieser Störung bei Erwachsenen (siehe Kapitel 2) sehen Personen mit Desorganisationsproblemen vor allem auch die positiven Begleiterscheinungen von Menschen mit ADHD als Überlappung beider Störungsbilder an. Als solche werden besonders in einigen Ausführungen schöpferisches Potenzial und Kreativität genannt, die sich in Ideenvielfalt äußert, auch wenn deren Umsetzung aufgrund eines Organisationsdefizites in der Regel scheitert. So bemüht beispielsweise Wolff (16) Biographien von Mozart, Hesse und Nietzsche als Beispiele kreativer Genialität, die nachweisbar von Merkmalen hyperkinetischer ADHD begleitet worden wären. Auch hätten Patienten mit ADHD eine Tendenz zur Wahl von pädagogisch-psychotherapeutischen beziehungsweise künstlerisch-kreativen Berufen. Dies sind jedoch Befunde, die nicht notwendigerweise zu ADHD gehören (17).

Externale Orientierung: Das Bedürfnis nach sozialer Anerkennung

Bis hier haben wir uns in diesem Kapitel überwiegend auf die Selbstsicht der Betroffenen konzentriert. Die Überprüfung eines selbst zugeschriebenen Aspektes, Kreativität, enttarnt die positive Seite als selbstwertdienliche Zuschreibung, zumindest was die Umsetzung ihrer schöpferischen Ideen angeht. Selbstdefinitionen sind jedoch nicht nur durch das eigene Selbstbild bestimmt, sondern auch dadurch, wie wir uns selbst durch die Augen anderer sehen. Die Bewertung unserer Person durch andere wird ebenfalls in unser Selbstkonzept eingebaut. Ein gutes Beispiel dafür, welche Rolle andere Personen für unser eigenes Selbstbild spielen, stellen Prozesse aus der so genannten primären Sozialisation dar, also den Abläufen in unserer Kindheit, durch die wir alle möglichen Regeln, Normen und Werte kennenlernen. Durch konstante Rückmeldung naher Bezugspersonen lernen wir beispielsweise so grundlegende Sachen wie „Tischmanieren". Wir verinnerlichen die Normen und lernen uns durch die Augen der Personen zu betrachten, von denen wir solche Normen übernommen haben. Irgendwann sind wir dann in der Lage, nach dieser Norm so zu essen, wie wir es beispielsweise von der eigenen Mutter gelernt haben, auch wenn diese nicht mit uns am Tisch sitzt. Diesen Ablauf der Verinnerlichung von Regeln nennt man Internalisierung.

Oft ist es jedoch so, dass wir im Alltag mit unserem Verhalten nicht immer den gewünschten Normen entsprechen können. Es kommt zu Diskrepanzen zwischen dem, wie wir sind und dem wie wir eigentlich sein sollten. Wenn wir uns an die Beschreibung von Ursula erinnern, bestand ein Hauptelement ihrer negativen Gefühle in einem permanent schlechten Gewissen, weil sie als Hausfrau nicht so ordentlich war, wie ihre Mutter es eigentlich gewünscht hatte.

Um also Diskrepanzen überhaupt wahrzunehmen, müssen bestimmte Vorstellungen von Normen und Standards existieren. Das alleine reicht jedoch nicht, um unter Diskrepanzen wirklich zu leiden. Es muss eine motivationale Verpflichtung hinzukommen, welche diese Normen und Standards wirksam werden lässt. Wenn es einer Person nicht wichtig ist, entsprechend einem bestimmten Standard zu handeln, dann wird es ihr auch egal sein, wenn ihr Verhalten oder ihre Fähigkeiten diesem Standard nicht entsprechen. Dies ist ein wichtiger Punkt, der zum Verständnis der Psychologik von Personen mit Desorganisationsproblemen möglicherweise entschieden beiträgt.

Das Zusammenwirken von Normen, Motivation, wahrgenommener Diskrepanz und psychischem Leid lässt sich besonders deutlich am Beispiel essgestörter Frauen illustrieren. Alle Frauen in moderneren Gesellschaften werden mit einem äußerst unnatürlichen Schlankheitsideal konfrontiert: Der erwünschte Standard für den weiblichen Körper ist schlank bis dünn. Dazu kommt, dass Frauen in diesen Gesellschaften im Vergleich zu Männern stärker daraufhin erzogen werden, den gewünschten Standards zu entsprechen und dabei ihre eigenen Bedürfnisse und Wünsche zu missachten. Aber nur die wenigsten Frauen entwickeln eine Bulimie oder eine Anorexie. Die für alle Frauen ähnlichen Standards und Erziehungsregeln können nur bei denjenigen Frauen wirklich wirksam werden, welche eine hohe Motivation aufweisen, diesen Regeln auch gerecht zu werden. Wirken alle drei Komponenten zusammen, steigt möglicherweise die Wahrscheinlichkeit, an einer Essstörung zu erkranken.

Die Motivation, welche hier als diejenige Komponente erachtet wird, die Standards erst verhaltenswirksam macht und negativ auf den Selbstwert auswirkende Diskrepanzen schaffen kann, wurde von Crowne (18) als *Bedürfnis nach sozialer Anerkennung* bezeichnet. Crowne nahm an, dass ein Bedürfnis nach sozialer Anerkennung bei jedem Menschen verhaltenswirksam ist, insofern wir alle in gewissem Ausmaß es anderen recht machen müssen, um in einer Gemeinschaft leben zu können. Überschreitet dieses eigentlich positive Bedürfnis jedoch eine gewisse Ausprägung, ergeben sich negative Konsequenzen für das Individuum, welches ein solch hohes Bedürfnis nach sozialer Anerkennung verspürt. Solche Personen sind nicht nur konformistischer, leichter zu beeinflussen, auf Harmonie bedacht und dementsprechend defensiv, sondern nehmen auch häufig ihre eigenen Bedürfnisse nicht richtig wahr. Die Aufmerksamkeit ist nicht so sehr auf die eigenen Wünsche gerichtet, sondern auf die vermeintlichen Wünsche und Bedürfnisse anderer Personen. Zwangsläufig geht ein hohes Bedürfnis nach sozialer Anerkennung mit einem relativ hohen Ausmaß an Ängsten einher, den wahrgenommenen Standards nicht zu entsprechen und andere zu enttäuschen.

Sowohl anorektische als auch bulimische Frauen wiesen in mehreren Untersuchungen ein höheres Bedürfnis nach sozialer Anerkennung auf als nicht-essgestörte Frauen und Männer (19-20). Um das Bedürfnis nach sozialer Anerkennung zu messen, wurde eine Skala mit zwölf Aussagen verwendet (Tabelle 5). Die Aussagen betonen die externale Orientierung hinsichtlich der Erwartungen anderer Personen und eine damit einhergehende mangelnde Durchsetzung eigener Bedürfnisse. Insgesamt misst dieses Instrument die Stärke der Tendenz, sozial erwünscht zu handeln und zwar im Hinblick auf erwartete Normen hinsichtlich der eigenen Erscheinung und der Durchsetzung eigener Bedürfnisse.

Wie ausgeprägt ist nun das Bedürfnis nach sozialer Anerkennung bei Personen mit einer Desorganisationsproblematik? Die Auswertung der Befunde von Studie 3 (siehe Tabelle 1) zeigt deutlich, dass die Werte der Gruppe der Betroffenen vergleichbar mit denen der anorektischen Frauen und der bulimischen Frauen sind. Hingegen unterscheiden sich die Werte der desorganisierten Personen statistisch bedeutsam sowohl von denen der nicht-essgestörten Männer und denen der nicht-essgestörten Frauen (siehe Abbildung 17). Personen mit Desorganisationsproblemen haben also genau wie Frauen mit Essstörungen ein ausgeprägtes Bedürfnis nach sozialer Anerkennung. Dieser Befund wird noch interessanter, wenn wir bedenken, dass die Stichprobe der Personen mit Desorganisationsproblemen aus zwölf Frauen und 18 Männern bestand. Wie aus Abbildung 17 hervorgeht, weisen nicht-essgestörte Männer eigentlich die niedrigsten Werte auf dieser Skala auf.

Items zur Messung sozialer Erwünschtheit

- Ich habe den Anspruch, bestimmte Dinge perfekt oder gar nicht zu erledigen.
- Es fällt mir schwer, nein zu sagen.
- Ein attraktives körperliches Erscheinungsbild ist für mich sehr wichtig.
- Weil ich auf die Bedürfnisse anderer besondere Rücksicht nehme, kommen meine eigenen Bedürfnisse und Wünsche oft zu kurz.
- Wenn mich jemand kritisiert, beschäftigt mich das noch lange Zeit danach.
- Für mich ist ein harmonisches Miteinander sehr wichtig.
- Ich kann die Signale meines Körpers sicher deuten.
- In Gesprächen bin ich oft angespannt, weil ich nichts Falsches sagen will.
- Bevor ein Gespräch in ein Streitgespräch mündet, lenke ich häufig nach dem Motto "der Klügere gibt nach" ein.
- Persönliche Fehler kann ich mir nur selten verzeihen.
- Mir fällt es eher leicht, andere Personen zu kritisieren.
- Ich mag meinen Körper so, wie er ist.

Tabelle 5: Aussagen zur Messung des Bedürfnisses nach sozialer Anerkennung nach Steins und Remy (1996)

Dieser Befund wirft ein Licht auf die generelle zwischenmenschliche Motivation von Personen mit einer Desorganisationsproblematik. Ein ausgeprägtes Bedürfnis nach sozialer Anerkennung zu verspüren heißt auch, sich mehr nach den vermeintlichen Bedürfnissen anderer Personen auszurichten als nach sich selber und sich dabei immer weiter von den eigenen Bedürfnissen und Wünschen zu entfernen. Es heißt auch, nicht konfliktfähig zu sein, weil Konflikte immer die Möglichkeit in sich bergen, die andere Person enttäuschen zu müssen. Und der wichtigste Punkt: Ein hohes Bedürfnis nach sozialer Anerkennung zu verspüren bedeutet, unweigerlich jeden Tag mit negativen Diskrepanzen konfrontiert zu werden zwischen der Realität und dem Anspruch.

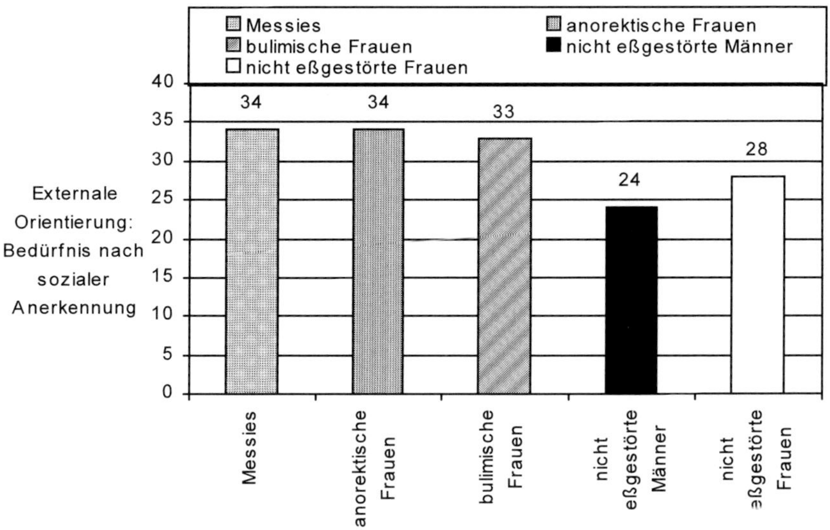

Statistische Angaben:
Effekt der Gruppenzugehörigkeit: F (4,83) = 8.84, p < .001
Messies vs. nicht eßgestörte Gruppen: ts > 3, ps < .005

Abbildung 17: Externale Orientierung: Das Bedürfnis nach sozialer Anerkennung

Zusammenfassung und Schlussfolgerungen

Personen mit einer Desorganisationsproblematik scheinen aus ihren Problemen einen so genannten sekundären Krankheitsgewinn zu ziehen. Die in dem Kapitel aufgeführten Selbstberichte zeigen, dass sie oftmals aus der Tatsache, dass sie anders sind als andere für sich positive Attribute ableiten. So halten sie sich für kreativ, weil sie eben viele Ideen haben und für nette, liebe Menschen, weil sie ein hohes Bedürfnis nach sozialer Anerkennung verspüren. Unsere Untersuchung über Kreativität zeigt sehr deutlich, dass Personen mit einem Desorganisationsproblem zwar wirklich mehr Ideen haben als andere Personen, sie sind aber nicht kreativer, da sie die Ideen nicht umsetzen können. Diese Untersuchung macht weiterhin deutlich, dass es nicht das Problem einer desorganisierten Person ist, dass sie nicht aufräumen könnte, sondern dass sie diesen Prozess nicht planen und umsetzen kann. Unser Befund zur externalen Orientierung schließlich weist darauf hin, dass Personen mit Desorganisationsproblemen stärker als unauffällige Personen Teile ihres Selbstkonzeptes über die Zustimmung von außen definieren. Dieser letzte Punkt ist direkt mit dem Erleben von Ordnung und Unordnung verbunden, das im nächsten Kapitel beschrieben wird.

7. Das Erleben von Ordnung und Unordnung

Aus den bisherigen Beschreibungen, Berichten und Befunden sollte hervorgegangen sein, dass sich Personen mit einer Desorganisationsproblematik den Anforderungen des Alltags, besonders den organisatorischen im eigenen Haushalt gegenüber ohnmächtig fühlen. Dieser Punkt wurde in Studie 1 gezielt untersucht.

Allen Personen wurden 26 Aussagen vorgelegt, die sich um Ordnung, Unordnung und Organisation drehen. Mit diesen Aussagen wurden vier Bereiche abzudecken versucht. Eine selbst verursachte Unordnung bezüglich Raum und Zeit wurde durch Aussagen wie „Ich komme häufig zu spät" oder „Wenn ich koche, scheint explosionsartig Chaos zu entstehen" erfragt. Hinzu kamen selbst eingeschätzte Schwierigkeiten und Gefühle, die durch Aussagen wie „Es fällt mir schwer, mit kleinen Handgriffen zwischendurch für Ordnung zu sorgen" und „Es fällt mir schwer, andere um Hilfe zu bitten" formuliert waren. Weiterhin beantworteten die Teilnehmer/innen Aussagen, wie „Ich verliere mich leicht in Details, statt zunächst das Wichtigste grob zu erledigen" oder „Ich verliere oft völlig aus dem Blick, wie die Zeit verstreicht". Aussagen dieser Art thematisieren eine Feldabhängigkeit bezüglich der Erledigung von Aufgaben. Mit Feldabhängigkeit ist eine hohe Beeinflussbarkeit durch Reize in der Umgebung gemeint. Schließlich wurden subjektive Erklärungen für die unbefriedigende Erledigung von Aufgaben vorgenommen durch Aussagen, wie „Aufgeräumte Schränke fallen rasch in den Zustand der Unordnung zurück" oder „Andere wichtige Tätigkeiten und meine vielfältigen Interessen lassen mir keine Zeit für den Haushalt".

Diese 26 Aussagen zusammen ergeben eine Summe, die wiederum durch die Anzahl der Aussagen geteilt wird. Da die Aussagen auf 4-Punkt-Skalen (0 „trifft nicht auf mich zu" und 3 „trifft völlig auf mich zu") eingeschätzt wurden, bedeutet ein hoher Wert auch größere Schwierigkeiten mit den formulierten Bereichen. Wenn man die Werte der betroffenen Personen mit denen der Kontrollgruppe vergleicht, zeigen sich klare, statistisch bedeutsame Unterschiede. Betroffene Personen weisen in allen genannten Bereichen höhere Werte auf. Sie verursachen in ihren Augen stärker Chaos, und zwar sowohl zeitliches als auch strukturelles Chaos, erleben stärker ausgeprägte Schwierigkeiten bei der Strukturierung des Alltags, berichten, dass sie sich insgesamt durch äußere Reize leichter ablenken lassen und stimmen in einem stärkeren Ausmaß subjektiven Erklärungen für ihre Schwierigkeiten zu[5].

Die Bedeutung von Kontrolle

Man kann diese Ergebnisse mit den Befunden zu Depression und Essstörungen in Beziehung setzen. Die erhöhten Werte in diesen Bereichen könnten darauf hinweisen, dass es eine grundlegende Gemeinsamkeit zwischen den Störungen geben könnte. So weisen beispielsweise Duker und Slade (1) darauf hin, dass das innere Erleben aller Personen mit einer Essproblematik durch ein inneres Chaos gekennzeichnet ist. Dieses Chaos kommt durch eine externale Orientierung, mangelnden Selbstwert und eine erhöhte Sensibilität den vermeintlichen Bedürfnissen anderer Personen gegenüber zustande. Das als emotionales Chaos erlebte Empfinden wird durch einen bestimmten Umgang mit Nahrung zu kompensieren versucht. Anorektikerinnen haben hier Kontrolle, Bulimikerinnen nicht. Auch in der Literatur zur Depression (2) wird häufig die Sicht Depressiver betont, über eine geringe internale Kontrolle zu verfügen. Eine mangelnde Kontrollerfahrung hinsichtlich der Alltagsgestaltung spiegelt sich in den Befunden aus Studie 1 zum Erleben von Ordnung und Unordnung wieder und stellt hier möglicherweise eine Schnittmenge zwischen den drei Phänomenen dar. Dies passt auch zu den häufig erwähnten Ängsten. Personen mit Desorganisationsstörungen haben in der Regel die Gestaltung ihres Alltags nicht in der Hand. Ursula möchte die Küche „mal eben" aufräumen, und plötzlich ist ein ganzes Wochenende vergangen und sie hat diese Aufgabe immer noch nicht beendet. Handlungen, die andere automatisch ausführen, sind bei ihnen nicht automatisiert, und werden als Akte erlebt, die nicht gesteuert werden können.

Geringe Frustrationstoleranz

Neben der mangelnden Kontrollerfahrung spielt eine geringe Frustrationstoleranz eine große Rolle beim Erleben von Ordnung und Unordnung. Nach Ellis und Knaus Modell zum Aufschieben von Aufgaben wird eine geringe Frustrationstoleranz als eine wichtige Ursache für Aufschubverhalten angesehen (siehe Kapitel 2). Wie aus Studie 2 hervorgeht (Kapitel 4), erleben Personen mit einer Desorganisationsproblematik alltägliche Arbeiten sowohl zu Hause als auch auf der Arbeit als wesentlich frustrierender als andere Personen, auch wenn letztere solche Arbeiten schon als relativ frustrierend erleben. Geringe Frustrationstoleranz – dies zeigt das Modell von Ellis und Knaus – geht

[5] Statistische Angaben hierzu: alle Mittelwertsunterschiede *ts* > 3, *ps* < .001

wiederum mit Ängsten einher, so dass möglicherweise eine geringe Frustrationstoleranz als Kontrollverlust empfunden werden kann.

In einer Untersuchung wurde das Verhalten desorganisierter Personen beim Aufräumen beobachtet (Studie 9). Hierfür wurde die so genannte „Postkorb-Aufgabe" verwendet (3), bei der die Teilnehmer/innen eine Reihe verschiedener Postsendungen innerhalb eines vorgegebenen Zeitraumes möglichst effektiv sortieren sollen. Eine Reihe verschiedenster Gegenstände und Dokumente wurde zusammengestellt. Die Teilnehmer/innen stellten sich vor, dies seien die eigenen Dinge. Dabei waren die Gegenstände so zusammengestellt, dass es – ähnlich wie bei den Objekten im Alltag – keine Optimallösung für die Sortieraufgabe gab. Insgesamt 258 verschiedene Gegenstände und Unterlagen, darunter verschiedene Zeitungsartikel, persönliche Briefe, Erinnerungsstücke, Werbepostwurfsendungen, Dekorationsartikel, aber auch offizielle Versicherungsunterlagen, waren in einen großen Karton gepackt und sollten nun sortiert werden. Auf einem Beobachtungsbogen wurde das Verhalten der Teilnehmer/innen notiert und die für die Bearbeitung benötigte Zeit gestoppt. Die desorganisierten Personen benötigten durchschnittlich etwa eine halbe Stunde für die Sortieraufgabe, die Kontrollgruppe nur eine Viertelstunde. Die desorganisierten Personen verharrten fünfmal so häufig wie die Personen der Kontrollgruppe bei Objekten, egal, ob ihnen diese Objekte gefielen oder nicht. Dieses Verhalten nahm bei den desorganisierten Personen nahezu sechs Minuten in Anspruch, bei den Personen der Kontrollgruppe noch nicht einmal eine Minute. Weiterhin unterbrachen desorganisierte Personen die Sortieraufgabe sieben mal so häufig wie die andere Gruppe, um zu plaudern. Diese Unterbrechungen nahmen bei ihnen gut zwei Minuten in Anspruch, bei den anderen Personen fünf Sekunden. Während die Personen der Kontrollgruppe die 258 Gegenstände in durchschnittlich knapp zehn Stapel sortierten, endeten die desorganisierten Personen bei gut 16 Stapel[6]. Insgesamt erleben alle Teilnehmer/innen diese Aufgabe als relativ frustrierend.

Die Befunde zeigen interessanterweise, dass alle desorganisierten Teilnehmer/innen in der Lage waren, wenn auch mit vielen Unterbrechungen und wesentlich mehr zeitlichem Aufwand als die Vergleichsgruppe, die Sortieraufgabe zu Ende zu führen. Zwar differenzieren sie die Objekte stärker, wie bereits in dem Modell von Frost und Hartl beschrieben wurde (siehe Kapitel 2), aber sie können diese Aufgabe zu Ende bringen. Dies geht mit Sicherheit auf die Anwesenheit der Versuchsleiterin zurück. Man kann also nicht sagen, dass desorganisierte Personen nicht aufräumen können (vergleiche hier auch Studie 8), sondern eine Kombination aus Organisationsunfähigkeit und mangelnder Ausdauer bestimmt im Alltag möglicherweise ihre dysfunktionalen

[6] Alle diese Unterschiede waren statistisch signifikant, *ps* < .01. Nur für das letzte Ergebnis ergibt sich ein Trend mit $p < .06$.

Verhaltensweisen und trägt wohl entscheidend zu der erlebten Ohnmacht angesichts von Ordnung bei. Sobald jedoch eine äußere Kontrollinstanz, möglicherweise sozialer Natur, hinzukommt – wie hier die Versuchsleiterin – können frustrierende Tätigkeiten wie diese Sortieraufgabe, wenn auch ineffizient, so doch zu Ende geführt werden. Dies mag auch erklären, warum die Desorganisationsproblematik am Arbeitsplatz zwar erlebt wird, aber längst nicht als so beeinträchtigend wie im eigenen Haushalt.

Auffallend an der Stichprobe der Feldstudie war, dass nur ein kleiner Teil der betroffenen Personen wirklich chaotische Zustände in der eigenen Wohnung aufwies. Bei den meisten war eine durchschnittliche Ordnung sichtbar, auch wenn diese beteuerten, dass es dafür in anderen Räumen chaotisch aussehen würde. Eine Frau war lediglich mit dem Innenleben ihrer Küchenschubladen unzufrieden, dieses aber beeinträchtigte sie sehr. Wir finden also auch hier wieder ein weites Spektrum der Gestalt einer Desorganisationsproblematik vor. Ist es denkbar, dass sich deswegen Personen mit einem Desorganisationsproblem so ohnmächtig hinsichtlich Ordnung fühlen, weil sie perfektionistische Ansprüche an Ordnung haben, die sie niemals erfüllen können?

Der Anspruch an Ordnung

Diese Frage wird in Studie 10 untersucht. Es wurden Fotoserien entwickelt, die jeweils aus fünf Bildern eines Raumes oder einer Wohnungsecke bestanden. Das erste Bild zeigt beispielsweise eine perfekt aufgeräumte Küche. Die Unordnung der Küche akkumuliert sich bis zum fünften Bild zu einem Chaos. Das mittlere Bild zeigt auch eine mittlere Ordnung, wie in Vortests abgesichert wurde. Alle Personen sollten nun zunächst für jeden Raum festlegen, welchen Zustand sie ideal für den Raum finden würden. Diese Einschätzung wurde insgesamt für neun verschiedene Räume beziehungsweise Funktionseinheiten (wie Schreibtisch, Regal) vorgenommen. Im Durchschnitt wünschten sich alle Personen ein ordentliches Esszimmer, gefolgt von Schlafzimmer, Wohnzimmer und Arbeitszimmer. Nur der Schreibtisch darf relativ unordentlich sein, auch gegenüber einem Regal und einem Flur sind die Ansprüche an Ordnung eher niedrig. Entgegen unserer Erwartungen wiesen jedoch desorganisierte Personen Idealvorstellungen auf, die sich *nicht* von denen der Kontrollgruppe unterscheiden. In beiden Gruppen wurden zwar extreme Wunschvorstellungen geäußert, aber sie kommen nur selten vor. Perfektionismus in den Ansprüchen scheint also nicht ein grundlegendes Merkmal desorganisierter Personen zu sein.

Neben der Angabe eines Idealbildes gaben alle Teilnehmerinnen an, welches Bild der Fotoserien ihrem eigenen Raum zu Hause entspricht, gaben also auch ein so genanntes Realbild an. Für Räume und Orte, an denen relativ viel gearbeitet wird, scheint es in beiden Gruppen üblich zu sein, dass dauerhaft mehr Unordnung herrscht als in den anderen Räumlichkeiten. Dies betrifft besonders den Realzustand des Schreibtisches. Jedoch finden wir bezüglich aller anderen Räumlichkeiten und Funktionseinheiten eine deutlich unordentlichere Einschätzung desorganisierter Personen. Hier können wir allerdings nicht sagen, dass dieser Unterschied wirklich auf der tatsächlichen Ordnung basiert, sondern wir können lediglich feststellen, dass desorganisierte Personen ihre Räume durchschnittlich als unordentlicher wahrnehmen.

Nun kommt aber noch eine dritte Einschätzung der Teilnehmer/innen hinzu. Diese sollten nämlich für jede Fotoserie auch angeben, welches Bild bei ihnen das Gefühl auslösen würde, dringend einmal aufräumen zu müssen (Ordnungsbild). Auch hier finden wir einen Unterschied zwischen beiden Gruppen. Desorganisierte Personen geben erst einen relativ hohen Grad an Unordnung an, bevor sie den Wunsch verspüren, aufräumen zu wollen. Für dieses Bild wurde zusätzlich gefragt, wie lange sie wohl brauchen würden, um diesen Raum in den von Ihnen angestrebten Zustand zu bringen. Da Desorganisierte erst bei einem relativ unordentlichen Raum den Wunsch verspüren, aufzuräumen, geben sie hier auch eine höhere Dauer an, die sie für das Aufräumen verwenden würden.

Von besonderem Interesse sind nun die entstehenden Diskrepanzen zwischen dem, was sich die Teilnehmerinnen wünschen (Idealbild) und dem, wie es wirklich bei ihnen aussieht beziehungsweise wie sie denken, dass es bei Ihnen aussieht (Realbild). Wie wir gesehen haben, unterscheiden sich die Gruppen nicht bezüglich ihres Idealbildes eines Raumes, jedoch bezüglich der Wahrnehmung der Realität. Die Diskrepanz zwischen Idealzustand und Realzustand fällt so hoch aus bei den desorganisierten Personen, dass sie im Vergleich zur Kontrollgruppe statistisch bedeutsam wird.

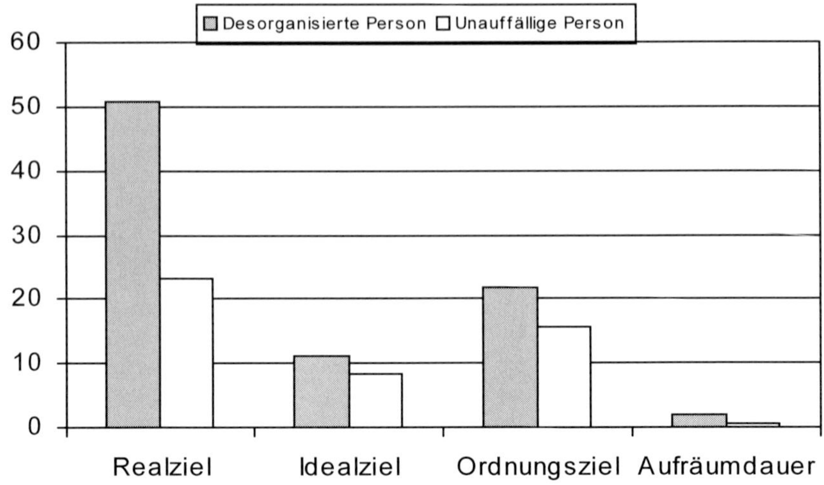

10 entspricht einer Stunde
70 "Ich halte meinen Zustand für unerreichbar"

Abbildung 18: Das Auftreten von Diskrepanzen bei Personen mit Desorganisationsproblemen

Ein statistisch bedeutsamer Unterschied ergibt sich auch für die Diskrepanzen zwischen Idealbild und Ordnungsbild. Der Abstand zwischen dem gewählten Idealbild und dem Bild, das bei Ihnen das Gefühl auslöst, aufräumen zu müssen, ist bei ihnen größer als in der Kontrollgruppe. Die Personen in der Kontrollgruppe verspüren das Bedürfnis aufzuräumen also schon dann, wenn ihre Räume noch relativ nahe am Idealzustand sind. Da die Räume dann noch nicht so unordentlich sind, brauchen sie dafür nicht so lange. Personen mit Desorganisationsproblemen verspüren den Wunsch aufzuräumen erst dann, wenn der Zustand ihrer Räume schon recht unordentlich ist und brauchen dann auch länger zum Aufräumen. Interessanterweise finden wir auch einen statistisch bedeutsamen Unterschied hinsichtlich der Diskrepanzen Realbild und Ordnungsbild. Je weiter hier die Diskrepanz zwischen beiden Werten im negativen Bereich liegt, desto weiter ist der wahrgenommene Realzustand von dem Zustand entfernt, der den Wunsch auslöst, aufräumen zu müssen.
Insgesamt zeigen diese Ergebnisse, die zusammenfassend in Abbildung 18 illustriert sind, dass Personen mit einem Desorganisationsproblem einen Ord-

nungszustand wahrnehmen, der näher an dem Zustand ist, der das Gefühl auslöst, aufräumen zu müssen als an dem Zustand, den sie sich wünschen. Für die Frauen aus der Kontrollgruppe trifft das Gegenteil zu: Diese leben in Räumen, die eher dem Ordnungszustand ähneln, den sie sich wünschen als dem Zustand, der den Wunsch auslöst, aufräumen zu müssen. Diese Befunde zeigen also, dass desorganisierte Personen sich in ihrem Verhalten weniger nach Idealvorstellungen ausrichten, welche dieselben wie die der Kontrollgruppe sind. Sie erleben aber größere Diskrepanzen zwischen dem wie sie ihre Umgebung wahrnehmen und dem Zustand wie sie ihn sich wünschen. Gleichzeitig unternehmen sie weniger, um diese Diskrepanzen auszugleichen.

Dieses Muster spiegelt wiederum eine gewisse Ohnmacht. So führt das Erleben von Diskrepanzen zu negativen Gefühlen (4), und wir können annehmen, dass desorganisierte Personen diese Diskrepanzen stark erleben, da sie ständig mit Ordnung/Unordnung beschäftigt sind. Und weiterhin ist das passive Verharren in diesen Diskrepanzen ein Symptom, wie es aus der Theorie der gelernten Hilflosigkeit (5) bekannt ist, das möglicherweise das verhaltensmäßige Begleitsymptom von Depression ist.

Die Anwendung eines Modells auf das Empfinden von Ohnmacht gegenüber Ordnung/Unordnung

Auch bei der Untersuchung der Diskrepanzen ergeben sich also wieder Hinweise für das Erleben von Ordnung und Unordnung, die auf mangelnde Kontrolle als eine grundlegende Ursache der Desorganisationsproblematik schließen lassen. Ein zuvor bereits erwähntes Modell von Duker und Slade (1) könnte hier sinnvoll angewendet werden.

Duker und Slade beschäftigen sich vornehmlich mit Essstörungen und stellten in diesem Rahmen ein so genanntes Kontinuummodell auf. Ihre grundlegende Annahme ist, dass Anorexie und Bulimie zwei Seiten derselben Medaille sind. Beiden Essstörungen liegt eine hohe Angst zugrunde, nicht schlank genug zu sein und zu dick zu sein beziehungsweise zu werden. Hierbei ist die Anorektikerin der Traum der Bulimikerin, denn die magersüchtige Frau hat offensichtlich die Disziplin, dünn zu sein und entsprechend ihrer Idealvorstellungen der Nahrungsaufnahme zu entsagen. Die Bulimikerin jedoch ist der Alptraum der Anorektikerin, denn die bulimische Frau hat offensichtlich die Kontrolle über die Nahrungsaufnahme verloren. Als zentralen Prozess identifizieren die Autoren den hohen Wunsch nach Kontrolle über das eigene Körpergewicht, der das emotionale Erleben der essgestörten Frauen bestimmt, ihr Verhalten ausrichtet und ihr Selbstbild formt. Hat sich eine essgestörte Frau (egal ob Bulimikerin oder Anorektikerin) an ihren strengen Diätplan gehalten, dann ist sie stolz auf sich, ihr Selbstwert steigt, sie fühlt sich wohl. Durchbricht sie diesen Diätplan, dann nehmen mit Selbsthass, sinkendem Selbstwert und anderen negativen Emotionen auch kompensierende Verhaltensweisen zu, die sich in selbstinduziertem Erbrechen, verstärkten sportlichen Aktivitäten, Abführmittelmissbrauch äußern können. Diese kompensierenden Verhaltensweisen selber sind jedoch auch wiederum scham- und schuldauslösend und können durch Drogenmissbrauch gelindert werden. Drogenmissbrauch wiederum löst ebenfalls negative Emotionen aus, der Selbstwert sinkt weiter. Gelingt es den Frauen nicht, ihr hohes Kontrollbedürfnis bezüglich des zentralen Punktes „Schlanksein" zu verringern, ergeben sich längerfristig gesundheitliche Konsequenzen, die zum Tod führen können.

Dieses Kontinuummodell lässt sich ebenfalls auf das Erleben von Ordnung/Unordnung anwenden. So wie bei Essgestörten „Schlanksein/Dicksein" das zentrale Leitmotiv im Leben ist, finden wir bei Personen mit einer Desorganisationsproblematik „Ordnung/Unordnung" als zentrales Leitmotiv vor. Die eingangs geschilderten Fälle zeigten sehr deutlich, dass desorganisierte Personen – selbst wenn sie ordentlich sind – nicht das Gefühl von Kontrolle über Ordnung und Struktur haben. Sie lassen sich also durch ein Kontinuum der Kontrolle eher durch die Felder „mangelnde Kontrolle" bei hohem Kontrollbedürfnis beschreiben. Damit einher gehen negative Gefühle wie wir gesehen haben, Depression, Angst und dysfunktionale Verhaltensweisen, nämlich Vermeidung, Verharren. Das Pendant hierzu mögen Personen mit einer Zwangserkrankung darstellen, die akribisch bestimmte Ordnungssysteme befolgen. Sie erleben innerhalb ihres Systems also ein hohes Ausmaß an Kontrolle, das ihre Angst reduziert und ihren Selbstwert steigen lässt. Das Kontinuummodell macht aber auch klar, dass durch die Zentralität des Kontrollmotivs auf einem Gebiet, hier dem Gebiet der Ordnung, jede kleinste Abweichung bestraft wird. Die wichtigste Quelle für ein positives Selbsterleben stellt die Bewertung hinsichtlich des Kriteriums Ordnung/Unordnung dar.

Zusammenfassung und Schlussfolgerungen

Personen mit Desorganisationsproblemen fühlen sich ohnmächtig angesichts der Organisation ihrer Umgebung und ihres Alltags. Sie erleben hier einen mehr oder weniger permanenten Kontrollverlust, der bei einem großen Teil ständig schlimmer wird, bei vielen aber konstant bleibt (siehe Kapitel 4). Wenn sie Aufgaben in Angriff nehmen sollen, vermeiden sie diese Tätigkeiten lieber, da sie die meisten Routinearbeiten, die im Alltag verrichtet werden müssen, frustrierender finden als andere Personen. So empfinden die betroffenen Personen in Studie 10 erst relativ spät das Bedürfnis, einen Raum aufzuräumen, wenn Personen ohne eine Desorganisationsproblematik das schon längst getan hätten. Da sie dann für diese besonders frustrierende Tätigkeit länger brauchen würden, erhöht sich die Wahrscheinlichkeit einer Vermeidung dieser Tätigkeit. Gleichzeitig können sie sich jedoch nicht, wie im Kapitel 4 gezeigt wurde, ausruhen, wenn sie Freizeit haben, sondern sie fühlen sich erschöpft, nutzen auch Freizeit häufig, um die Ausübung von Pflichten zu vermeiden. Diese Befunde deuten darauf hin, dass Personen mit Desorganisationsproblemen eine ausgeprägt geringe Frustrationstoleranz aufweisen. Dieser Umstand wird noch dadurch erschwert, dass sie - das zeigen die Ergebnisse von Studie 10 - eine ständige Diskrepanz zwischen dem realen Zustand ihrer Wohnung und dem angestrebten Zustand empfinden. Diskrepanzen aber führen in der Regel wiederum zu negativen Gefühlen und, wenn man sie nicht ändern kann, zur Vermeidung des diskrepanzauslösenden Reizes. Dies mag erklären, warum desorganisierte Personen so massiv nach außen orientiert sind. Außen werden sie nicht mit ihrer Unfähigkeit hinsichtlich Ordnung konfrontiert. Möglicherweise könnte also das gefundene hoch ausgeprägte Bedürfnis nach sozialer Anerkennung ein sekundäres Symptom sein.

Die Beschäftigung mit Ordnung, wie sie bei Personen mit einem Desorganisationsproblem vorzufinden ist, ähnelt der Beschäftigung mit Schlanksein, wie wir es bei essgestörten Frauen beobachten können. Der Wunsch nach Kontrolle über einen bestimmten Ausschnitt der Wirklichkeit ist so hoch, dass geringe Kontrolle Angst auslöst und zu einer Selbstabwertung führt.

Im folgenden Kapitel beschäftigen wir uns mit den kulturellen Aspekten. Gesellschaften unterscheiden sich sehr in den Gebieten, über die sie Kontrolle zu erlangen wünschen. Wie wir sehen werden, gibt es gerade in Wohlstandsgesellschaften einen impliziten Kanon über Lebensbereiche, die als kontrollierbar gelten und kontrolliert werden sollten.

8. Kulturelle Aspekte

Eine Frage, über die spekuliert werden darf, betrifft das Ausmaß des Vorkommens von Desorganisationsproblemen. Historisch betrachtet kann man davon ausgehen, dass es immer schon Individuen gab, die dadurch auffielen, dass sie Konventionen von Ordnung sprengten. So lebte Diogenes von Sinope, ein griechischer Philosoph um 400 v. Chr. in einer Tonne, um sich von der habgierigen Umwelt abzugrenzen. Allerdings lebte er dort freiwillig. Auch der Spruch „Wie bei Hempels unterm Sofa“ legt nahe, dass Unordnung zumindest bei einigen Individuen missbilligend wahrgenommen wurde. Zahlreiche materielle Objekte, je teurer desto besser und ihre kunstvolle Anordnung gelten wohl in den meisten Kulturen als Zeichen von Wohlstand und Macht. Es kann also angenommen werden, dass eine Missachtung dieses Zusammenhanges auch immer schon negativ kritisiert wurde.

Niemals in der Geschichte konnten jedoch so viele Menschen so viele Dinge erwerben, wie zunehmend in den letzten fünfzig Jahren in den so genannten Wohlstandsgesellschaften. Hier finden wir wieder eine Parallele zu Essstörungen vor. Niemals wie zunehmend seit den letzten fünfzig Jahren konnten in Wohlstandsgesellschaften so viele verschiedene Nahrungsmittel massenhaft von so vielen Menschen erworben werden. Und genau wie mit dem Essen finden wir mit den Dingen auch eine Art Ungleichgewicht vor. Inmitten von satten Menschen hungern sich junge Frauen zu Tode oder schädigen sich mit Ess- und Brechanfällen. Und genauso verlieren manche Menschen inmitten von vielen relativ wohlhabenden Menschen den Überblick über ihre Dinge. Es ist also anzunehmen, dass Desorganisationsprobleme in dieser Häufung erst möglich geworden sind, wie auch zunehmend mehr Dinge zu erwerben sind. Wahrscheinlich leiden in ärmeren Gesellschaften weitaus weniger Menschen an einer Desorganisationsproblematik. Bei wandernden Gruppen wären viele Dinge auch im höchsten Maße hinderlich für das Überleben der Gruppe.

Auf den ersten Blick mag es scheinen, dass in anderen Kulturen die Maßstäbe von Ordnung andere sind. Die Deutschen sind im Allgemeinen als besonders ordnungsliebende Kultur, zusammen mit den Schweizern, verschrieen. Ordnung zählt als deutsche Tugend. Allerdings scheint hier ein kulturelles Stereotyp von Ordnung nicht ausschlaggebend für das Entstehen der Krankheit zu sein. Desorganisationsprobleme kommen jedenfalls nicht nur in Deutschland vor, sondern auch in den Vereinigten Staaten Amerikas, in Kanada, in Österreich, überhaupt in allen Wohlstandsgesellschaften. Was ist diesen Gesellschaften gemeinsam?

Kultur der Kontrolle

In ihrer soziologischen Analyse der Kulturen, in denen vornehmlich Essstörungen auftreten, kommen Duker und Slade zu dem Ergebnis, dass Wohlstandsgesellschaften gemeinsam ist, dass sie eine so genannte calvinistische Arbeitsmoral hochhalten. Diese Ethik von Arbeit hält Standards wie hohe Leistungen des Individuums, Ausdauer und Belohnungsaufschub hoch. Gleichzeitig wertet sie subjektive Zustände, die der Leistungskapazität des Individuums entgegenlaufen könnte, wie Träume und Gefühle ab. Eine calvinistische Arbeitsmoral hat den Vorteil, dass Gesellschaften, deren Individuen sie verinnerlicht haben, leistungsstark sind und über materiellen Wohlstand verfügen. Mit diesem gestiegenen Lebensstandard geht auch oftmals eine Erhöhung der Lebenserwartung einher, da die gesundheitliche Versorgung besser wird und auch das Bildungsniveau der Bürger und Bürgerinnen ansteigt. Eine zu einseitig betonte Arbeitsethik hat jedoch den Nachteil, dass sie die emotionale Natur des Menschen leugnet und ihn schließlich zu einer Selbstverleugnung führen kann, die ihm möglicherweise nicht gut bekommt.

In Gesellschaften mit einer einseitig betonten calvinistischen Arbeitsethik ist also die Kontrolle über die eigenen Impulse und Gefühle ein extrem wünschenswertes Ziel der Sozialisation. Nach dieser Ethik ist es so, dass nur ein Individuum, das gelernt hat, seinen Impulsen zu widerstehen, in der Lage ist, den Erfordernissen eines Alltags in einer modernen Gesellschaft nachzukommen. Duker und Slade betonen, dass eine solche Arbeitsethik dazu führen kann, dass die Menschen, die diese einseitig und extrem verinnerlicht haben, ständige Diskrepanzen erleben zwischen dem wie sie sein sollten und dem wie sie sind. Sie erleben also ständig einen Mangel an Kontrolle, der nicht notwendigerweise mit ihren tatsächlichen Leistungen zusammenhängt.

Menschen, die einen generellen Mangel an Kontrolle erleben, wünschen sich oft nichts sehnlicher, als ein Erfolgserlebnis zu haben. Die Fixierung von jungen Frauen an Schlanksein und die Fixierung von desorganisierten Personen an Ordnung engt die generelle Erfahrung von Kontrollverlust auf einen überschaubaren Bereich ein, an dem die betroffenen Menschen dann leiden. Er stellt aber möglicherweise nichts weiter als einen Nebenkriegsschauplatz dar. Was wäre nämlich, wenn es die psychische Störung nicht geben würde? Was wäre, wenn all die Dinge, die gehortet wurden, weggeschafft würden? Und was wäre, wenn es das Thema Ordnung/Unordnung nicht geben würde? Es ist zu vermuten, dass die Betroffenen dann in einem noch viel höheren Ausmaß einen Zustand innerer Leere erfahren würden. Auch hier können wir von den bisherigen Erkenntnissen über essgestörte Frauen lernen. Duker und Slade und auch andere Therapeuten und Therapeutinnen berichten von diesem Zustand innerer Leere, unter dem essgestörte Frauen extrem leiden. Innere Leere empfinden wir, wenn wir nicht von uns aus autonom Ziele entwerfen können, wenn wir keinen Zugang zu unseren Wahrnehmungen und Gefühlen haben. Es ist ähnliches von desorganisierten Personen anzunehmen.

Wohlstandsgesellschaften ist weiterhin gemeinsam, dass sie Eindeutigkeit gegenüber Uneindeutigkeit bevorzugen (2). Dies macht sich an vielerlei Aspekten bemerkbar. So werden immer weniger Romane gelesen, aber immer mehr Sachbücher. Bei Sachbüchern glauben die Leser und Leserinnen, dass sie wissen, woran sie sind, von Romanen hat man nichts weiter als Unterhaltung. Dabei wird übersehen, dass man von Romanen zwar häufig nicht eine klare Erkenntnis ableiten kann, aber die Beschäftigung mit fiktiven Gestalten kann durchaus als sehr anregend und gewinnbringend erlebt werden. Sachbücher hingegen können auch trügerische Klarheiten vermitteln. Gesellschaften, die unklare Sachverhalte bevorzugen, benutzen eine metaphorische bilderreiche Sprache. Der Gebrauch von Metaphern in unserer Sprache ist dagegen eher selten. Wir müssen bei der alltäglichen Kommunikation immer sehr schnell auf den Punkt kommen, sonst werden die Zuhörer/innen ungeduldig.

Eine Desorganisationsproblematik stellt einen harten Kontrast zu Kontrolle und Klarheit dar und fällt deswegen in Wohlstandsgesellschaften besonders unangenehm auf, weil wir diese Werte so schätzen. Für die Betroffenen schafft dieser Kontrast die Möglichkeit, einen Krankheitsgewinn zu konstruieren und zu sagen: „Wir sind eben anders als die Cleanies". Es wäre aber bestimmt ein Trugschluss zu behaupten, dass andere Gesellschaftsformen eine Desorganisationsproblematik ohne weiteres tolerieren würde. Die Beschaffenheit unserer Kultur macht jedoch Menschen mit einer Desorganisationsproblematik besonders angreifbar.

„Schöner Wohnen“

„Man wird ihnen ein paar Brosamen übriglassen, für den Lebensstandard, für die Seidenhemden, für die Handschuhe aus dunklem Pekari. (...) Sie werden ihre Chesterfield-Couch haben, ihre Sessel aus weichem, rassigem Naturleder wie die Sitze eines italienischen Autos, ihre Bauerntische, ihre Chorpulte, ihre Teppichböden (...). Sie werden riesige, helle Zimmer haben, große Nebenräume, Glaswände, unverbaubare Aussichten ...“

(Georges Perec, 1984, S. 127, Die Dinge)

Wohnen hatte wie Besitz und Ordnung schon immer eine besondere Bedeutung. Je nachdem wo man wohnte und wie konnte man nach außen seine Position in der Gesellschaft demonstrieren. Wohlhabende Personen verfügen auch heute über größere und angenehmere Wohnsitze in den besseren Wohngegenden als nicht so wohlhabende Personen. Wohnen hat aber gerade in den letzten Jahrzehnten eine zunehmende Bedeutung für alle Menschen in modernen Gesellschaften erfahren. Das zeigt sich beispielsweise daran, dass die Größe des Wohnbereiches pro Kopf stetig anwächst, das heißt, wir beanspruchen immer mehr Platz für uns selbst. Mit zunehmendem Platz können wir mehr Wohnungseinrichtungsgegenstände erwerben und aufstellen. Wir können uns beraten lassen, welcher Stil zu unserer Persönlichkeit am besten passt, also wie wir uns mit unserer Wohnung zum Ausdruck bringen können. Ökonomisch gesprochen, ist Wohnen ein lukrativer Markt geworden.

Damit haben sich aber auch die Normen des Wohnens verändert. Da immer mehr Menschen Zugang zu den Waren haben, die schöneres Wohnen symbolisieren, erwarten auch immer mehr Menschen von sich, eine schöne Wohnung bewohnen zu können. Dazu kommt, dass gleichzeitig mit den dekorativen Ansprüchen auch die Ansprüche an Sauberkeit gewachsen sind. Dies ist an der Vielfalt von Reinigungsmitteln aller Art abzulesen, jedoch auch an der zunehmenden Zahl von Menschen, die unter Allergien leiden, die teilweise durch übertriebene Reinlichkeit ausgelöst werden.

Für Menschen, denen es ohnehin schon schwerfällt, ihren Alltag zu organisieren, bedeutet diese Verschiebung der Normen hinsichtlich Wohnästhetik und Reinlichkeit nach oben eine ständige Herausforderung, die sie nicht bewältigen können. Obwohl Personen mit Desorganisationsproblemen also ein Idealbild haben wie andere Personen auch, erleben sie ständig eine Kluft zwischen Ideal und Wirklichkeit. Sie haben das Gefühl, dass sie sich ihrem Ideal einfach nicht annähern können, dennoch halten sie dieses Ideal aufrecht.

Wie wir gesehen haben, führt das bei einem Teil der Betroffenen zu der merkwürdigen Erscheinung, dass sie eigentlich eine ordentliche Wohnung haben, aber sie nicht als ordentlich genug empfinden. Auch andere Personen investieren viel Energie in die Annäherung und Aufrechterhaltung eines Idealzustandes von Wohnen. Sie fangen schon früh mit dem Aufräumen an. Es ist ähnlich wie mit kontrolliertem Essen: Kontrolliert essende Personen lassen, wenn sie zuviel gegessen haben, eine Mahlzeit aus oder essen automatisch weniger. Diese Personen verfügen über Kontrolle über einen bestimmten Lebensausschnitt. Das Ausüben von Kontrolle erfordert aber auch die Investition von Energie. Personen mit Desorganisationsproblemen, die ordentlich sind, aber dies nicht so wahrnehmen, ähneln Anorektikerinnen, die eigentlich dünn sind, aber in ihrer Wahrnehmung niemals dünn genug. Auf den ersten Blick verfügen diese Frauen über Kontrolle, aber die Angst, die Kontrolle jeden Augenblick zu verlieren, wenn sie nur einmal über die Strenge schlagen, führt zu dsyfunktionalen Verhaltensweisen. Die Energie zur Aufrechterhaltung der Kontrolle ist ungleich größer als die investierte Energie der nicht essgestörten Frauen oder der Personen ohne Desorganisationsprobleme. Schließlich haben wir die Gruppe der Personen mit Desorganisationsproblemen, die keine Kontrolle mehr verspüren innerlich wie äußerlich, deren Wohnung ein Chaos aufweist. Diese Personen haben vergleichbar mit den Bulimikerinnen wenig Kontrolle und erleben diesen Mangel als quälend.

Was an den Personen dieser letzten Gruppe auffällt, ist, dass sie die Vielzahl ihrer Dinge, ihr Chaos, häufig als Schutzwall anderen gegenüber interpretieren. Dieses Denken entspricht genau dem analogen Denken, dass in manchen Büchern über das Wohnen gelehrt wird. Ein gutes Beispiel hierfür sind Bücher über das Wohnen, in denen das Prinzip des „Feng Shui" angewendet wird. Nach diesem Energieprinzip gibt es für jedes Zimmer die optimale Einrichtung. Überfülle, zuviele Dinge gehören zurück in den Kreislauf, denn sie blockieren unsere Energien und sind gleichwohl auch ein Ausdruck blockierter Energien. Jeder Raum, jedes Gebäude ist in verschiedene Zonen aufgeteilt, die sogenannten Baguas, beispielsweise in eine Partnerschaftszone oder eine Karrierezone. Je nachdem wie diese Zonen arrangiert sind, kann auf verschiedene Probleme in den unterschiedlichen Bereichen geschlossen werden. In diesen Feng-Shui-Büchern wird zwar immer gewarnt, dass jede äußere Veränderung nur nützlich sein kann, wenn sie im Einklang mit einer inneren Veränderung einhergeht. Personen mit Desorganisationsproblemen aber sind oft permanent mit diesen äußeren Veränderungen beschäftigt.

Wichtig erscheint mir bei einer Reflexion des kulturellen Rahmens, in dem wir Desorganisationsprobleme vermutlich häufiger antreffen, dass Personen, die Schwierigkeiten mit Organisation haben, gerade in einer Gesellschaft auffällig werden und leiden, in der die Ansprüche hinsichtlich der äußerlichen Erscheinungsweise, sei es die Wohnung, das eigene Äußere, in den letzten Jahrzehnten enorm gestiegen sind. So kommt es, dass beispielsweise Frauen, die kleine Kinder haben und zusätzlich berufstätig sind, Versagensgefühle entwickeln, wenn ihre private Umgebung nicht den Bildern aus „Schöner Wohnen" gleicht. Dass „Schöner Wohnen" nur dann ein Alltagszustand sein kann, wenn man entweder sehr viel Energie tagtäglich in das Aussehen einer Wohnung investiert oder aber sich eine Reinigungskraft leisten kann, wird einfach nicht zur Kenntnis genommen.

Schließlich möchte ich abschließend noch einen weiteren Aspekt unserer Kultur nennen, der zusammen mit den gestiegenen Ansprüchen an das äußere Erscheinungsbild ein Paradox bildet, nämlich unser Anspruch, dass alles leicht zu sein hat, und komfortabel sein soll. Hohe Ansprüche an Wohnen zu verwirklichen, ist schwierig, insbesondere, wenn Kinder im Haushalt wohnen. Dies wird aber noch sehr viel schwieriger, wenn wir den Anspruch haben, dass es leicht sein sollte. Wie wir bereits im Kapitel 2 gesehen haben, geht mit einer Forderung von Bequemlichkeit auch häufig das Gefühl von Angst vor Anstrengung einher.

Juristische Aspekte

Immer wieder liest man in der Tagespresse, dass eine Wohnung von den zuständigen Behörden zwangsgeräumt werden musste, weil die Zustände in der Wohnung untragbar geworden seien. Vermieter führen Prozesse gegen ihre Mieter, weil diese den Wert der Wohnung mindern würden durch eine Verwahrlosung der Wohnung und verlangen Schadensersatz. Hierzu gibt es mittlerweile gerichtliche Beschlüsse, nämlich vom Amtsgericht Frankfurt (Az. 33 C 2515/97-67) und vom Amtsgericht Wiesbaden (Az. 92 C 5387/96-13). Den Beschlüssen liegen die jeweils fristlose Kündigung seitens des Vermieters wegen Verwahrlosung der Wohnung zugrunde. Die vorgelegten Photos der Wohnungen zeigen desorganisierte Räume, in denen sehr viele Sachen chaotisch herumliegen. Die Vermieter, die eine Substanzgefährdung befürchten, werden belehrt: „Ein schlecht dekorierter Zustand infolge unterlassener Schönheitsreparaturen" oder das „zentimeterhohe Herumliegen von Zeitungen, Computerteilen und Kleidungsstücken auf dem Boden" bedrohen weder die Substanz einer Wohnung, noch berechtigen diese Zustände zu einer fristlosen Kündigung. Unordnung verursacht also keinen Schaden.

Unordnung aber steht konträr zu materiellem Wohlstand, Reichtum und Ansehen und verursacht Vermietern Unbehagen. Viel schwieriger als diese Entscheidung fallen indes die Entscheidungen der Jugendämter aus, Kinder aus Haushalten zu nehmen, die von einer desorganisierten Person geführt werden.

Hier gibt es keine grundsätzlich verbindliche Regelung, es kommt jeweils auf das Zusammenspiel von betroffener Person, Kindern und der Vertretbarkeit des Zustandes des Haushaltes an. Es ist jedoch zu vermuten, dass, wie bei Monika, nach strittigen Trennungen die Desorganisationsproblematik eines Partners oder einer Partnerin als Waffe verwendet wird.

Die juristische Lage im Hinblick auf Vermieterängste spiegelt die Schwierigkeit des Themas Ordnung/Unordnung wieder. Was wir als Ordnung bezeichnen, beruht eben auf Konventionen, auf Vereinbarungen, die im sozialen Miteinander durchgesetzt und stillschweigend akzeptiert werden. Das, was wir dann mit Ordnung gleichsetzen, wird wiederum mit Attributen besetzt. Ordnung repräsentiert in unserer Gesellschaft etwas Erwünschtes, es ist verbunden mit Ansehen, mit Macht. Umso stärker sind solche juristischen Beschlüsse hervorzuheben, die Ordnung als etwas Gemachtes und Relatives von diesen Attributen befreien und sie der Verantwortung des einzelnen Individuums zurückgeben.

Der praktische Nutzen einer solchen Gesetzgebung ist dennoch für manche Situationen zweifelhaft. Sie ist gut für die Personen, die unter ihrer Desorganisation nicht leiden, sich also weder ändern wollen, noch dies müssen. Es gibt aber Grenzsituationen, wo die juristische Seite keine alleinige Lösung darstellen kann. So kämpfen psychosoziale Beratungsdienste häufig mit Vermietern, die sich über den Zustand der Wohnungen beschweren, die von ehemals Obdachlosen angemietet wurden mit Hilfe psychosozialer Beratungsdienste. Deren Ziel ist es, ihre Kunden und Kundinnen wieder in einen relativ normalen Alltag zu integrieren. Sie stoßen jedoch mitunter auf das schwierige Klientel desorganisierter Personen, die überhaupt keine Einsicht in ihr Problem haben und sich auch nicht ändern müssen aufgrund der gesetzlichen Lage. Dies kann jedoch längerfristig dazu führen, dass psychosoziale Einrichtungen Schwierigkeiten haben werden, angemessene Wohnobjekte zu finden.

Die juristische Lage ist also zunächst zu begrüßen, da sie auch den Personen Schutz bietet, die hinsichtlich Ordnung und Unordnung vom Durchschnitt der Bevölkerung abweichen. Sie stellt jedoch keine Lösung des Problems dar.

Zusammenfassung und Schlussfolgerungen

Nach der calvinistischen Arbeitsethik ist Wohlstand nur zu erreichen, wenn die Individuen einer Gesellschaft eine hohe Frustrationstoleranz ausbilden, also Belohnungsaufschub lernen und ihre Impulse und Gefühle kontrollieren können. Kontrolle über sich selber ist also entscheidend. Wie wir gesehen haben, leugnet aber eine zu einseitige Kontrolle der eigenen Person im Hinblick auf Leistungsfähigkeit emotionale Bedürfnisse von Menschen, die nichts mit Leistung und Effizienz zu tun haben. Die Vernachlässigung dieser Bedürfnisse zieht genauso negative Folgen nach sich wie eine zu geringe Frustrationstoleranz. Statt Wohlstandsgesellschaften von Grund auf zu kritisieren und arme Gesellschaften zu idealisieren, geht es wohl eigentlich um die Kunst, neben aller Leistungsbereitschaft auch andere Bereiche der menschlichen Bedürfnisse zu berücksichtigen, also hier eine Balance zu finden.

Personen mit Desorganisationsproblemen sind aus der Balance geraten. Sie betonen, wie auch in unserer Untersuchung zur Kreativität herausgearbeitet wurde, einseitig Emotionalität und vernachlässigen die Verhaltensweisen, die für Leistung wichtig sind. Sie rechtfertigen dieses Verhalten, indem sie sich nette Eigenschaften zuschreiben. Es geht hier aber nicht um Schwarz oder Weiß, sondern um ein ausgewogenes Verhältnis von Spaß und Arbeit, Anstrengung und Entspannung zueinander. In Gesellschaften, in denen Leistungsbereitschaft überbetont wird, fallen natürlich Personen, die sich ganz anders verhalten, eher auf. Deswegen ist davon auszugehen, dass Personen mit Desorganisationsproblemen eben besonders in Wohlstandsgesellschaften auffallen und dann besonders schnell, wenn sie zudem die vielen in diesen Gesellschaften zu erwerbenden Dinge sammeln und horten.

9. Implikationen für Therapie und Selbstheilung

„... Ein Impuls zur Erneuerung ist notwendig, um wieder Leben und Bewegung in die Erstarrung zu bringen. Man muss versuchen, durch eine richtige Entscheidung, durch Umwertungen, Umstimmungen, oder was jeweils angebracht erscheint, die Patienten aus dem Bann der Weltfeindlichkeit und Weltabgeschiedenheit zu lösen – das Assimilierungsvolumen der Seele zu erweitern. Man leistet ihm dabei keinen Dienst, wenn man mit Gewalt die Mauern einreißt, die einem selbst das Gefängnis bedeuten würden, die er aber nicht entbehren kann. (...) In jedem einzelnen Fall hier die rechten Grenzen zu finden, halte ich für den härtesten Prüfstein der Behandlungskunst."

(Bjerre, 1955, S. 85)

Zurück zu den offenen Fragen

Unsere Befunde zeigen deutlich, dass es nicht *die* Person mit Desorganisationsproblemen gibt. Personen, die unter einer Desorganisationsproblematik leiden, kommen in vielen unterschiedlichen Berufsfeldern vor und damit auch in verschiedenen Einkommensklassen. Desorganisation ist also ein Phänomen, das höchstwahrscheinlich schichtübergeifend anzutreffen ist und nicht nur bei „Hempels unterm Sofa". Weiterhin haben wir gesehen, dass sowohl Männer als auch Frauen von dieser Störung betroffen sein können. Auch wenn traditionellerweise Selbsthilfegruppen häufiger von Frauen besucht werden, bestehen Messie-Selbsthilfegruppen auch aus Männern. Männer werden möglicherweise eher durch Partnerinnen entlastet als umgekehrt. Deswegen ist ihr Leidensdruck vermutlich durchschnittlich geringer, so dass sie weniger Hilfe in

Gruppen suchen. Auch sind alle Altersstufen vom jungen Erwachsenenalter bis zum hohen Alter vertreten. Ebenfalls leben Personen mit Desorganisationsproblemen in vielfältigen Beziehungsgeflechten mit anderen Menschen. Und schließlich der wichtigste Punkt: Desorganisation äußert sich bei vielen Betroffenen weder im Sammeln und Horten, noch in einer extremen Vermüllung.

Das Fehlen dieser äußeren Kriterien für eine Beschreibung der Gruppe betroffener Personen räumt mit den Klischees über diese Personengruppe auf. Der total vereinsamte, extrem zugemüllte, völlig alltagsuntaugliche Messie, dessen Wohnung zwangsgeräumt werden muss, ist ein weit entwickeltes Stadium der Problematik und spiegelt nicht den Zustand der meisten betroffenen Personen wider. Diese verteilen sich auf einem Kontinuum äußerer Ordnung/Unordnung.

Am besten kann die Problematik durch das innere Erleben von Ordnung und Unordnung und den damit verbundenen psychischen Prozessen beschrieben werden. Hier finden wir eine gemeinsame Schnittmenge subjektiven Erlebens betroffener Personen vor, welche möglicherweise den Kern der Problematik darstellt. Wir haben festgestellt, dass viele desorganisierte Personen eine nur geringe Kontrolle hinsichtlich der Organisation des Alltags empfinden, im Vergleich zu unauffälligen Personen teilweise sogar über verschiedenste Lebensbereiche hinweg.

Tätigkeiten, welche andere Personen automatisch verrichten, um den Alltag praktikabel zu gestalten, bedeuten vielen Personen mit Desorganisationsproblemen eine große Last. Sie finden solche Tätigkeiten nicht nur frustrierender, sie vermeiden sie auch häufiger und bekommen irgendwann Druck aus der sozialen Umwelt. Vermeidung im Haushalt, auf der Arbeit und im sozialen Bereich können wir bei vielen Betroffenen nicht nur hinsichtlich alltäglicher Routinearbeiten beobachten, sondern wir können ebenfalls Aussagen darüber machen, warum diese Arbeiten ihnen zur Last fallen. Sie können sich oft schwer von Dingen trennen, die für sie eine Bedeutung haben, die von außen nur schwer zu begreifen ist. Sie neigen dazu, wenn sie aufräumen, zu stark zu differenzieren, weil manche von ihnen perfektionistische Vorstellungen haben, aber viele auch von der Last des Berges erdrückt werden – desorganisierte Personen beginnen erst sehr spät mit Tätigkeiten wie Aufräumen. Auch haben sie häufig keinen effizienten Plan, nach dem sie vorgehen können, um ein Ziel zu erreichen. Sie lenken sich von Routinetätigkeiten ab, indem sie fernsehen, essen, telefonieren und ihren diversen Hobbies nachgehen. Obwohl sie sich häufig dieser Tätigkeiten als Ablenkungen von wichtigeren Aufgaben bewusst sind, führen sie dennoch diese Ablenkungen aus. Sie brauchen teilweise länger für die Erledigung von Aufgaben als andere Menschen. Da sie „ihre Aufgaben“ nicht erledigen, erleben sie einen ständigen Widerspruch zwischen dem „wie sie sein sollten“ und dem „wie sie sind". Diese Diskrepanz führt zu negativen Gefühlen. Depressionen können die Folge sein, bestehende Depressionen können verstärkt werden, der Selbstwert sinkt weiter. Um diese negativen Gefühle zu durchbrechen, suchen sie verstärkt Anerkennung von außen, die zu weiteren Ablenkungen führt. Wenn dieser psychische Teufelskreis mit einem sichtbaren äußeren Chaos einher geht, beginnen sich desorganisierte Personen spätestens dann zu schämen und zu isolieren, wenn sie sich mit den Augen anderer betrachten. Soziale Isolation verschärft die negativen Gefühle, lähmt den Aktionsradius weiterhin und kann zu einem Vermüllungssyndrom führen. Desorganisierte Personen können also durch ein inneres Chaos beschrieben werden, das durch mangelnden Selbstwert und/oder eine geringe Frustrationstoleranz und/oder Feindseligkeit und daraus resultierenden Vermeidungstendenzen zustande kommt. Wie weit dieses innere Chaos über verschiedene Lebensbereiche generalisiert ist und wie stark es sich im äußeren Chaos widerspiegelt, ist individuell sehr unterschiedlich gestaltet.

Wenn auslösende Ereignisse für die Problematik genannt werden, dann sind dies teilweise Ereignisse, die eine Verlustthematik enthalten. Generell jedoch glauben viele desorganisierte Personen, dass es Faktoren in der Kindheit sind, die zu ihren Schwierigkeiten beigetragen haben. So nehmen sie ihre Kindheit als nicht besonders anregend und förderlich wahr. Dennoch berichten ebenfalls viele Personen über eine unauffällige Kindheit. Wir können also nicht davon ausgehen, dass die Analogie „Verlust im Leben" - „Bindung an Dinge" für alle Betroffenen gilt, zumal auch viele nicht sammeln und horten. Auch können wir nicht davon ausgehen, dass alle desorganisierten Personen traumatisiert sind, selbst nicht diejenigen mit einem Vermüllungssyndrom (1). Traumatische Ereignisse können zu der Ausbildung unterschiedlichster psychischer Schwierigkeiten führen, eben auch zu einer Desorganisationsstörung, aber eine notwendige Vorrausetzung zur Entwicklung einer solchen Problematik stellen sie nicht dar. Vermeidung und Aufschieben als Lebensprinzip (und die sich daraus ergebenden Ablenkungen) treffen wir nicht nur im Haushalt an, sondern auch in den von Betroffenen geführten Partnerschaften. Personen mit Desorganisationsstörungen haben offensichtlich ein geringeres Zuwendungsbedürfnis, Nähe wird vermieden.

Dennoch, und dies macht einen Faktor der Problematik aus, den ich extrem wichtig finde, verfügen Personen mit Desorganisationsstörungen nicht notwendigerweise über ein negatives Selbstkonzept. Obwohl sie beispielsweise nicht wirklich kreativer sind als andere Menschen, halten sie sich aufgrund ihrer Ideenvielfalt für kreativer. Ihr Anderssein hebt sie weiterhin vom Durchschnitt ab und so rechtfertigen sie den Lebensstil, den sie sich angeeignet haben. Der Leidensdruck entsteht also nicht notwendigerweise durch den eigenen Lebensstil, der ja positiv interpretiert werden kann.

Dieser wird erst dann zu einem Lebensstil, der einen Leidensdruck auslöst, wenn die Augen anderer auf das Wohnumfeld fallen. Die Augen anderer können die verinnerlichten Normen sein (wie bei Ursula), das kann der jetztige Partner sein (wie bei Gerlinde), das kann zufälliger Besuch sein (wie bei Karin), das kann aber auch einfach eine Idealvorstellung sein, an der sich Betroffene immer wieder ausrichten und bewerten. Möglicherweise bekommen desorganisierte Personen auch erst dann Schwierigkeiten, wenn sie merken, dass ihre eigenen Kinder nicht gerne Freunde und Freundinnen mit nach Hause bringen.

Die Bedeutung der Befunde für die Entwicklung einer Therapie

Es fehlen für Personen mit einer Desorganisationsproblematik nicht nur therapeutische Programme, die wirklich an einer größeren Gruppe Betroffener evaluiert worden wären. Es fehlen auch Therapeuten und Therapeutinnen, die sich mit dieser Problematik praktisch beschäftigen wollen. Dies liegt sicherlich daran, dass Personen mit dieser Problematik bei vielen Professionellen als therapieresistent gelten (2). Dass dies aus einigen Quellen so hervorgeht, mag nicht notwendigerweise heißen, dass dies so ist. Eine solche Einschätzung ist möglicherweise informativ dafür, dass es besonders wichtig zu sein scheint, realisierbare Ziele zu setzen und von diesen aus weiterzugehen.

Äußere Lösungen für eine Desorganisationsproblematik werden überall angeboten. So können Entrümpelungskommandos bestellt werden, die in Windeseile das Sammelsurium der betroffenen Personen zu einer Müllkippe bringen. Entrümpelungskommandos werden allerdings nicht von den Betroffenen selbst bestellt, sondern entweder von deren Verwandten oder von zuständigen Ämtern. Es stimmt nach unseren Befunden nicht verwunderlich, dass die betroffenen Personen sich nicht nur entmündigt bei einem solchen Vorgehen fühlen, sondern ihre Umgebung relativ schnell wieder dem alten Zustand annähern. Die innere Leere, das innere Chaos organisiert sich nicht zu einer Instanz, welche die Person autonom handeln lässt, sobald das äußere Chaos beseitigt ist. Eine andere äußere Lösung besteht auch in der bloßen Vermittlung von Organisations- und Aufräumtechniken. So sehr die Befunde belegen, dass desorganisierte Personen eine nur unzureichend entwickelte Handlungsplanung aufweisen, so sehr belegen sie auch, dass Desorganisation nicht nur ein praktisches, sondern auch ein emotionales Problem ist.

Rein innere Lösungen mögen genauso verfehlt sein. Unsere Befunde im Rahmen der Bindungstheorie zeigen nachdrücklich, dass Desorganisierte im zwischenmenschlichen Bereich Probleme aufweisen, Distanz und Nähe für sich zufriedenstellend zu regulieren. Negative Emotionen, Angst und auch eine ausgeprägte externale Orientierung weisen darauf hin, dass desorganisierte Personen psychische Probleme aufweisen. Eine Stärkung ihrer Persönlichkeit, das Fördern von Autonomie, ein Zugang zu ihren Gefühlen, all dies sind sicher hilfreiche Facetten eines therapeutischen Vorgehens. Dazu kommen dysfunktionale Einstellungs- und Bewertungssysteme betroffener Personen (siehe Kapitel 2), welche in hilfreiche Einstellungen umstrukturiert werden sollten, um den betroffenen Personen eine realistischere Wahrnehmung ihrer Person und ihrer Umwelt zu ermöglichen. Aber rein auf innere Vorgänge ausgerichtete therapeutische Interventionen können mit Sicherheit nicht eine geringe Frustrationstoleranz erhöhen oder zu dem Erleben von Selbstwirksamkeit führen.

Eine Kombination beider Strategien wurde von Randy O. Frost und seinen Mitarbeitern und Mitarbeiterinnen ausgearbeitet und immerhin an einigen, wenn auch wenigen, Fällen überprüft (3). So wird beispielsweise eine 53-jährige Frau, die in einer zugemüllten Wohnung lebt, gleichzeitig mit verschiedenen Methoden behandelt. Sie wird einem Expositionstraining zum Wegwerfen von Gegenständen unterzogen, lernt also allmählich, sich von Objekten zu trennen. Auch wird ihr Entscheidungsverhalten trainiert, sie lernt, sich für bestimmte Ziele zu entscheiden und nicht immer wieder neue Ziele ins Auge zu fassen. Außerdem werden ihre dysfunktionalen Einstellungen hinterfragt, diskutiert und umstrukturiert. Gleichzeitig mit diesen Methoden arbeitet sie zusammen mit dem Therapeuten einen Plan aus, der vorsieht, die Wohnung in kleinen, überschaubaren Schritten bewohnbar zu machen. Diese Vorgehensweise wurde ausgeweitet und zwar innerhalb eines kombinierten Gruppen-Einzeltrainings (4). Das Gruppentraining bestand aus fünf Komponenten, einer Aufklärung über Horten, dem Üben von Entscheidungsfindungen, einem Organisationstraining, einem Expositionstraining zum Wegwerfen und einer kognitiven Umstrukturierung. Eine Evaluation des Erfolgs dieser Therapie fällt vielversprechend aus.

Allerdings widersprechen diese Befunde anderen Erkenntnissen (2), nach denen Personen mit einer Desorganisationsproblematik kombiniert mit Zwangssymptomen und Horten therapieresistent sind (siehe obige Ausführungen). Die betroffenen Personen, die an den Interventionen von Frost und Mitarbeitern/innen teilnahmen, hatten alle Einsicht in die Problematik, nahmen also freiwillig teil. Und: Sie alle hatten eine hohe Motivation sich zu ändern, weil sie Druck aus ihrem Familienkreis bekommen haben. Die Änderung ihres Verhaltens zog also nicht nur den Verlust an Objekten als Verlustfaktor nach sich, sondern möglicherweise auch einen Zuwachs an Respekt und Zuneigung Angehöriger als Gewinnfaktor. Ganz wichtig finde ich den Aspekt, dass eine Änderungsmotivation oft nur durch den Druck von außen zustande kommt. Es ist also ganz entscheidend, dass Chaos auch von außen wahrgenommen wird.

Es ist die Frage, wie eine solche Intervention auf Personen wirkt, die wenig Problembewusstsein aufweisen, einfach auch dadurch, dass der Blick von außen fehlt, sie also nur unzureichend in ein soziales Netz eingebunden sind. Sie haben - aus ihrer Perspektive betrachtet - nur zu verlieren, nämlich die Dinge, an denen sie hängen. Auch Personen, die äußerlich gar nicht auffällig sind, dennoch unter ihrer subjektiven Wahrnehmung leiden, haben ein Lebensthema zu verlieren, wenn sie versuchen, dieses umzustrukturieren. Auch wenn dies von außen oft nur schwer nachzuvollziehen ist, schaffen selbstschädigende Annahmen und Verhaltensweisen, die lange Jahre trainiert wurden, eine Atmosphäre von Sicherheit durch Gewohnheit. Verlieren die betroffenen Personen diese Dinge und Lebensthemen, ohne Hoffnungen auf andere belohnende Ziele zu haben, werden sie diese Dinge und Lebensthemen höchstwahrscheinlich einfach wieder ersetzen. Ohne belohnende Ziele werden sie wahrscheinlich keine Motivation zur Änderung verspüren und eine Blockade gegen die oben beschriebenen Interventionen aufbauen.

Dies gilt insbesondere für diejenigen Betroffenen, die sozial relativ stark isoliert sind. Hier fehlt der äußere Blick, der zumindest einen sozialen Druck entstehen ließe. Die Desorganisation schafft also keinen unmittelbaren Leidensdruck. Diese oberflächliche Ruhe wird aber auf Kosten eines fehlenden sozialen Eingebundenseins erkauft. Es könnte ein lohnendes mittelfristiges Ziel für die Betroffenen sein, die Vorstellung von einem sozialen Netz zu entwickeln, in das sie eingebunden sind. Hier sehe ich einen großen Vorteil der Messie-Selbsthilfeorganisationen. Wie alle Selbsthilfegruppen entlasten sie betroffene Personen, die unter Scham- und Schuldgefühlen leiden, sehr. Gleichzeitig vermitteln sie betroffenen Personen oft nach langer Zeit wieder das Gefühl, wie es ist, in Kontakt mit anderen Menschen zu stehen. Ein Nachteil besteht möglicherweise in der Gefahr, sich über diese Kontakte zu ausschließlich mit der Desorganisationsproblematik zu identifizieren und in ihr zu verharren. Selbsthilfeorganisationen sollten kein Lebensthema werden, sondern eine Sprosse auf der Leiter aus einer Problematik heraus.

Diese Überlegungen münden in ein Interventionsprogramm, das neben den verhaltenstherapeutischen Elementen, der Umstrukturierung dysfunktionaler Annahmen auch die Suche nach einem sinnvollen Lebensziel enthält, das die betroffenen Personen mehr leiten könnte als ihre Problematik. Bei vielen betroffenen Menschen könnte dies in einer Verbesserung ihres sozialen Netzes bestehen. Zusätzlich muss es „die Augen anderer" geben, da Personen mit Desorganisationsstörungen dazu neigen, ihre Lebensweise zu rationalisieren oder auf andere Art und Weise zu rechtfertigen. Wie wir gesehen haben, enthält ihr Selbstkonzept sowohl positive als auch negative Zuschreibungen hinsichtlich ihrer Problematik. „Die Augen anderer", dies könnten auch Blicke des Therapeuten oder der Therapeutin auf Ressourcen sein, die die Betroffenen aus ihrem Problem herauslenken und ihre Kompetenzen in bestimmten Teilbereichen stärken, wie es bei der lösungsfokussierten Therapie der Fall ist.

Schließlich ist es bei der Intervention wichtig, darauf zu achten, dass die Ziele nicht zu hoch gesteckt werden. Personen mit Desorganisationsproblemen haben zwar einerseits „normal" hohe Ideale, aber sie sind sehr schnell erschöpft und wenig stressresistent. Damit sie Erfolg erleben können, ist es notwendig, sie in kleinen überschaubaren und auch erreichbaren Schritten anzuleiten. Dies gilt übrigens generell auch für den vom Therapeuten/von der Therapeutin erwarteten Therapieerfolg. Desorganisierte Personen haben ein jahrelang eintrainiertes System von Vermeidung, Ablenkung und Selbstrechtfertigung. Auch wenn sie ein Problembewusstsein entwickelt haben, wird es doch immer wieder notwendig sein, dass sie sich bewusst gegen ihr jetziges Verhalten entscheiden und die Dysfunktionalität des eintrainierten Systems einsehen.

Empfehlungen für Betroffene

Aufgrund des jetzigen Erkenntnisstandes wäre es für betroffene Personen nützlich, zumindest von drei Seiten aus an sich zu arbeiten. Die Zusammenarbeit mit einer professionellen Person, einem Therapeuten/einer Therapeutin, halte ich für ausgesprochen wichtig. Hier wäre es wichtig, darauf zu achten, dass die Intervention sich nicht nur in Gesprächen erschöpft. Es kann nicht sein, dass Personen, die so zahlreiche praktische Probleme neben ihren emotionalen Problemen zeigen, mit einer auf Gesprächen basierenden Intervention behandelt werden. Eine kognitive Verhaltenstherapie, also eine Kombination von Gesprächen und praktischen Übungen ist vermutlich für die Gruppe desorganisierter Personen am vorteilhaftesten, oder auch eine tiefenpsychologische Behandlung mit einem zusätzlichen Verhaltensplan.

Weiterhin kann der zusätzliche Besuch einer Selbsthilfegruppe ausgesprochen nützlich sein, da betroffene Personen hier gezwungen sind, mit verschiedenen Personen in Kontakt zu treten, was manche von ihnen ja vermeiden.

Wie für einen Therapeuten/eine Therapeutin gilt es auch für eine Selbsthilfegruppe, dass sie nicht notwendigerweise nützlich für eine betroffene Person ist, so dass die Suche nach einer Passung mitunter recht schwierig sein kann. Für betroffene Personen also insbesondere schwierig, da sie leichter frustriert sind als andere Menschen.

Schließlich ist es für betroffene Personen mit Sicherheit ausgesprochen hilfreich, ihre inneren Selbstgespräche, die ihr Vermeidungs- und Ablenkungssystem aufrechterhalten, identifizieren zu lernen, selber zu hinterfragen und hilfreiche Selbstgespräche zu entwickeln.

Abschließende Überlegungen

Das Ziel der hier vorgelegten Untersuchungen war eine Annäherung an das Phänomen Desorganisationsprobleme. Die betroffenen Personen bilden eine heterogene Gruppe - deswegen kann aufgrund der hier erfolgten Untersuchungen keine Diagnose geliefert werden. Wie wir gesehen haben, gibt es Verwandtschaften mit anderen Störungsbildern - Zwangsstörungen, ADHD, Depression usw. Es kann aus diesen Überlegungen also weder eine Diagnose abgeleitet, noch ein vollständiges Interventionsprogramm entworfen werfen. Es wurden jedoch Anregungen ausgearbeitet.

Die Messies, welche an den Untersuchungen teilgenommen haben, verfügen in der Regel über ein hoch entwickeltes Problembewusstsein, das ihnen aber ohne konsequente Anleitung nicht nur wenig nützt, sondern ihren Leidensdruck noch verschärft. Es wäre deswegen äußerst wünschenswert, wenn eine größere Zahl professioneller Therapeuten/Therapeutinnen sich mit diesem Phänomen auseinandersetzen und Anleitung geben könnte.

NACHWORT

Momentan - parallel zu dem Erscheinen dieses Buches läuft ein Projektseminar, in dem interessierte Studierende (Heike Gerger, Hanna Kley, Rainer Nerowski, Doreen Stahn, Monika Trentowska, Saso Todorovski und Tobias Vielhaber) zusammen mit Betroffenen verschiedene Interventionsmöglichkeiten testen. Auch wenn wir „nur" auf einer individuellen Fallebene arbeiten können, hoffen wir, bestimmte Zusammenhänge entdecken zu können, die nicht nur zu einem besseren Verständnis des Phänomens führen, sondern auch die Aspekte erkennen lassen, die zur Erreichung der von den Betroffenen erwünschten Ziele hilfreich sind.

Literatur

Kapitel 2: Vermüllung, Desorganisation, Packrats, Zwang & Co.: Wie kann man ein Desorganisationsproblem definieren?

(1) Döpfner, M. (2000). Hyperkinetische Störungen. In F. Petermann (Hrsg.). Lehrbuch der Klinischen Kinderpsychologie und -psychotherapie. (4. vollst. überarb. u. erw. Auflage; S. 151-186). Göttingen: Hogrefe.

(2) Lauth, G.W., & Schlottke, P.F. (1993). Training mit aufmerksamkeitsgestörten Kindern. Weinheim: Psychologie Verlags Union.

(3) Döpfner, M., Lehmkuhl, G., Berner, W., Flechtner, H., Schwitzgebel, P., von Aster, M., & Steinhausen, H.C. (1993). Die psychopathologische Befund-Dokumentation: Ein Verfahren zur Beurteilung psychischer Störungen bei Kindern und Jugendlichen. Zeitschrift für Kinder- und Jugendpsychiatrie, 21, 90-100.

(4) Saß, H., Wittchen, H.U, & Zaudig, M. (1996). Diagnostisches und statistisches Manual psychischer Störungen DSM-IV. Göttingen: Hogrefe.

(5) Dilling, H., Mombour, W., & Schmidt, M.H. (1991). Internationale Klassifikation psychischer Störungen - ICD-10, Kapitel V (F). Klinisch-diagnostische Leitlinien. Bern: Huber.

(6) Anderson, J.C., Williams, S., McGee, R., & Silva, A. (1987). DSM-III disorders in preadolescent children. Archives of General Psychiatry, 44, 69-76.

(7) McGee, R., Williams, S., & Silva, P.A. (1984). Behavioral and developmental characteristics of aggressive, hyperactive, and aggressive-hyperactive boys. Journal of American Academy of Child and Adolescent Psychiatry, 23, 270-279.

(8) Shaywitz, B.A., & Shaywitz, S.E. (1991). Comorbidity: A critical issue in attention deficit disorder. Journal of Child Neurology, 6, 13-22.

(9) Döpfner, M. (1993). Verhaltensstörungen im Vorschulalter. Kindheit und Entwicklung, 2, 177-190.

(10) Saile, H., Röding, A., & Friedrich-Löffler, A. (1999). Familienprozesse bei Aufmerksamkeits- und Hyperaktivitätsstörung. Zeitschrift für Kinder- und Jugendpsychiatrie und Psychotherapie, 27, 19-26.

(11) Mash, E.J., & Johnston, C. (1983). Sibling interactions of hyperactive and normal children and their relationship to reports of maternal stress and self-esteem. Journal of Clinical Child Psychology, 12, 91-99.

(12) Cunningham, C.E. & Siegel, L.S. (1987). Peer interaction of normal and attention-deficit-disordered boys during free-play, cooperative tasks, and simulated classroom situations. Journal of Abnormal Child Psychology, 15, 247-268.

(13) Whalen, C.K., Henker, B., Swanson, J.M., Granger, D., Kliewer, W. & Spencer, J. (1987). Natural social behaviors in hyperactive children: dose effects of methylphenidate. Journal of Consulting and Clinical Psychology, 55, 187-193.

(14) Campbell, S.B., Endman, M.W., & Bernfeld, G. (1977). A three year follow-up of hyperactive preschoolers into elementary school. Journal of Child Psychology and Psychiatry, 18, 239-250.

(15) Biedermann, J., Newcorn, J. & Sprich, S. (1991). Comorbidity of attention deficit hyperactivity disorder with conduct, depressive anxiety, and other disorders. American Journal of Psychiatry, 148, 564-577.

(16) Anderson, J.C., Williams, S., McGee, R., & Silva, A. (1987). DSM-III disorders in preadolescent children. Archives of General Psychiatry, 44, 69-76.
(17) Lahey, B.B., Schaughency, E.A., & Hynd, G.W. (1987). Attention deficit disorder with and without hyperactivity: Comparison of behavioral characteristics of clinic-referred children. Journal of the American Academy of Child and Adolescent Psychiatry, 26, 718-772.
(18) Schachar, R., & Tannock, R. (1993). Childhood hyperactivity and psychostimulants: A review of extended treatment studies. Journal of Child and Adolescent Psychopharmacology, 3, 81-97.
(19) Swanson, J.M., McBurnett, K., Wigal, T., Pfiffner, L., Lerner, M.A., Williams, L., Christian, D.L., Tann, L., Willcutt, E. Crowlwy, K., Clevenger, W., Khouzan, N., Woo, C., Crinella, F. & Fisher, T. (1993). Effect of stimulant medication on children with attention deficit disorder: A review of reviews. Exceptional Children, 60, 154-162.
(20) Fritze, J., & Trott, G.-E. (1998). Hyperkinetisches Syndrom. In G. Nissen, J.Fritze & G.E. Trott (Hrsg.), Psychopharmaka im Kindes- und Jugendalter. Ulm: G. Fischer.
(21) Goldstein, S., & Goldstein, M. (1990). Managing attention disorders in children: A guidance for practitioners. New York: Wiley.
(22) Henker, B., & Whalen, C.K. (1980). The changing faces of hyperactivity: retrospect and prospect. In C.K. Whalen & B. Henker (Hrsg.), Hyperactive children: The social ecology of identification and treatment. New York: Academic Press.
(23) Rosenberg, M. (1986). Self-concept from middle childhood through adolescence. In J. Suls & A.G. Greenwald (Hrsg.), Psychological perspectives on the self. (107-136). London: Earlbaum.
(24) Schöning, S., Steins, G., & Berek, M. (2001). Das Selbstkonzept von Kindern mit Aufmerksamkeitsdefizit-/Hyperaktivitätsstörung (ADHD) und dessen Veränderung mit Methylphenidat. Kindheit und Entwicklung, 11, 38-47.
(25) Krause, H.J., Krause, J., & Trott, G.-E. (1998). Das hyperkinetische Syndrom (Aufmerksamkeitsdefizit-/Hyperaktivitötsstörung) des Erwachsenenalters. Der Nervenarzt, 69, 543-556.
(26) Wender (1995). In Krause, H.J., Krause, J., & Trott, G.-E. (1998). Das hyperkinetische Syndrom (Aufmerksamkeitsdefizit-/Hyperaktivitötsstörung) des Erwachsenenalters. Der Nervenarzt, 69, 543-556.
(27) Klosterkötter, J., & Peters, U.H. (1985). Das Diogenes-Syndrom. Fortschr. Neurol. Psychiat. 53, 427-434.
(28) Frost, R., & Hartl, T. (1996). A cognitive-behavioral model of compulsive hoarding. Behaviour Research and Therapy, 34, 341-350.
(29) Damecour, C.L., & Charron, M. (1998). Hoarding: A symptom, not a syndrome. Journal of Clinical Psychiatry, 59, 267-272.
(30) Frankenburg, F.R. (1984). Hoarding in anorexia nervosa. Bristish Journal of Medical Psychology, 57, 57-60.
(31) Frost, R.O., & Steketee, G. (1997). Perfectionism in obsesssive-compulsive disorder patients. Behaviour, Research, and Therapy, 35, 291-296.
(32) Greenberg, D. (1987). Compulsive hoarding. American Journal of Psychotherapy, 41, 409-416.
(33) Ellis, A., & Knaus, W. (1977). Overcoming procrastination. New York: Signet & Mentor.
(34) Wicklund, R.A. (1998). Self-Esteem. Encyclopedia of Mental Health, 3, 433-439.
(35) Forsyth, D.R. (1999). Group dynamics, 3 ed. London: Brooks/Cole.
(36) Effert, B., & Ferrari, J.R. (1989). Decisional procrastination: Examining personality correlates. Journal of Social Behavior and Personality, 4, 151-156.

(37) Ferrari, J.R. (1993). Procrastination and impulsivity: Two sides of a coin? In W. McCown, M.B. Shure, & J. Johnson (Hrsg.), The impulsive client: Theory, research, and treatment (pp. 265-276). Washington, DC: American Psychological Association.
(38) Ferrari, J.R., & Emmons, R.A. (1995). Methods of procrastination and their relation to self-control and self-reinforcement. Journal of Social Behavior and Personality, 10, 135-142.
(39) Ferrari, J.R., Tice, D.M. (2000). Procrastination as a self-handicap for men and women: a task-avoidance strategy in a laboratory setting. Journal of Research in Personality, 34, 73-83.
(40) Lay, C.H., Edwards, J.M., Parker, J.D.A., & Endler, N.S. (1989). An asessment of appraisal, anxiety, coping, and procrastination during an examination period. European Journal of Personality, 3, 195-208.
(41) Lay, C.H. (1988). The relation of procrastination and optimism to judgements of time to complete an essay and anticipation of setbacks. Journal of Social Behavior & Personality, 3, 201-214.

Kapitel 3: Der Beginn und Verlauf von Desorganisationsproblemen

(1) Heckhausen, H. (1980). Motivation und Handeln: Lehrbuch der Motivationspsychologie. Berlin: Springer.
(2) Oerter, R., & Backmund, V. (1998). Entwicklungspsychologie: ein Lehrbuch (4. Aufl.). Weinheim: Beltz.
(3) Fröbes, J. (1920). Lehrbuch der experimentellen Psychologie. Freiburg (i. Br.): Herder.
(4) Ellis, A., & Grieger, R. (1979). Praxis der rational-emotiven Therapie. München: Urban und Schwarzenberg.
(5) Mischel, W. (1974). Processes in delay of gratification. In: Berkowitz, L. (Hrsg.): Advances in experimental social psychology, 7. New York: Academic Press.
(6) Frey, D. (1975). Zum Problem der Reduktion kognitiver Dissonanz in Öffentlichkeitssituationen. Zeitschrift für experimentelle und angewandte Psychologie, 22, 561-572.
(7) Holmes, T.S., & Rahe, R.H. (1967). The social readjustment rating scale. Journal of Psychosomatic Research, 14, 121-132.
(8) Bjerre, P. (1955). Unruhe, Zwang, Angst. München: Lehmann.
(9) Beck, A., Ward, C.H., Mendelsohn, M., Mock, J., & Erbaugh, J. (1961). An inventory for measuring depression. Archives of General Psychiatry, 4, 561-571.
(10) Hautzinger, M., & Greif, S. (1981). Kognitionspsychologie der Depression. Stuttgart: Kohlhammer.

Kapitel 5: Die Gestaltung sozialer Beziehungen

(1) Stroebe, M.S., & Stroebe, W. (1986). Who suffers more? Sex differences in health risks of the widowed. Psychological Bulletin, 93, 279-301.
(2) Leary, M.R. & Miller, R.S. (1986). Social Psychology and dysfunctional behavior: origins, diagnosis and treatment. Springer: New York.
(3) Schlenker, B.R. (1980). Impression management: the self-concept, social identity, and interpersonal relations. Monterey, Calif.: Brooks/Cole.
(4) Bowlby, J. (1969). Attachment and loss, Vol I. Attachment. New York: Basic Books

(5) Ainsworth, M.D.S., Blehar, M.C., Waters, E. & Wall, S.C. (1978). Patterns of attachment. A psychological study of the Strange Situation. Hillsdale, NJ: Erlbaum.
(6) Bowlby, J. (1979). The making and breaking of affectional bonds. London: Tavistock Publications.
(7) Fremmer-Bombik, E. (1995). Innere Arbeitsmodelle von Bindung. In: G. Spangler & P. Zimmermann (Hrsg.), Die Bindungstheorie: Grundlagen, Forschung und Anwendung (109-119). Stuttgart: Klett-Cotta.
(8) Suess, G., Grossmann, K.E. & Sroufe, L.A. (1992). Effects of infant attachment to mother and father on quality of adaptation in preschool: from dyadic to individual organization of self. International Journal of Behavioral Development, 15, 43-65.
(9) Bowlby, J. (1988). A secure base. Clinical applications of attachment theory. London: Routledge.
(10) Zimmermann, P. (1997). Bindungsentwicklung von der frühen Kindheit bis zum Jugendalter und ihre Bedeutung für den Umgang mit Freundschaftsbeziehungen. In: G. Spangler & P. Zimmermann (Eds.). Die Bindungstheorie: Grundlagen, Forschung und Anwendung (311-332).
(11) Buschkämper, S. (1998). Entwicklung eines Fragebogens zur Erfassung des Bindungsstils erwachsener Personen. Unveröffentlichte Diplomarbeit. Universität Bielefeld.
(12) Höger, D. (1999). Der Bielefelder Fragebogen zu Klientenerwartungen (BFKE). Ein Verfahren zur Erfassung von Bindungsstilen bei Psychotherapie-Patienten. Psychotherapeut, 44, 159-166.
(13) Sander, J., & Böcker, S. (1993). Die Deutsche Form der Relationship Assessment Scale (RAS): Eine kurze Skala zur Messung der Zufriedenheit in einer Partnerschaft. Diagnostica, 39, 55-62.
(14) Grau, I. (1999). Entwicklung von Kurzskalen zur Erfassung von Bindungsrepräsentationen in Paarbeziehungen. Zeitschrift für Differentielle und Diagnostische Psychologie, 20, 142-152.
(15) Hazan, C., & Shaver, P.R. (1987). Romantic love conceptualized as an attachment process. Journal of Personality and Social Psychology, 52, 511-524.
(16) Ellis, A., & Knaus, W. (1977). Overcoming procrastination. New York: Signet & Mentor.
(17) Kirkpatrick, L.A., & Davis, K.E. (1994). Attachment style, gender, and relationship stability: A longitudinal analysis. Journal of Personality and Social Psychology, 66, 502-512.
(18) Bierhoff, H.W., & Grau, I. (1999). Romantische Beziehungen: Bindung, Liebe, Partnerschaft. Bern: Huber.
(19) Lanver, C., & Steins, G. (2002). Eine Elaboration der Inhalte von Bindung: gedankliche Beschäftigung und BIndungsstil in Partnerschaften. Zeitschrift für Diagnostische und Differentielle Psychologie, 23, 99-111.
(20) Steins, G., Albrecht, M., & Stolzenburg, M. (2002). Bindung und Essstörungen: Die Bedeutung interner Arbeitsmodelle von Bindung für ein Verständnis von Anorexie und Bulimie. Zeitschrift für Klinische Psychologie und Psychotherapie 31, (4), 266-271.
(21) Neujahr, C. (2001). Eine sozialpsychologische Untersuchung zum Zusammenhang zwischen Kreativität und Desorganisationsstörungen. Unveröffentlichte Diplomarbeit. Universität Bielefeld.

Kapitel 6: Das Selbstkonzept

(1) Wittenbach, K., & Marbacher, V. (1998). Schutzwall. Die Pflege verwahrloster Menschen zu Hause. Krankenpflege, 1, 10-13.
(2) Dettmering, P., & Pastinaci, R. (2000). Das Vermüllungssyndrom. Eschborn: Dietmar Klotz.
(3) Felton, S. (1996). Ohne Chaos geht es auch. Moers: Brendow.
(4) Ledderose, L. (2000). Kreativität und Schrift in China. In R.M. Holm-Hadulla (Hrsg.): Kreativität-Heidelberger-Jahrbücher (S. 301-327). Berlin: Springer.
(5) Kämmerer, A. (2000). Kreativität und Geschlecht. In R.M. Holm-Hadulla (Hrsg.): Kreativität-Heidelberger-Jahrbücher (S. 189-204). Berlin: Springer.
(6) Czikszentmihalyi, M. (1999). Kreativität (4. Auflage). Stuttgart: Klett-Cotta.
(7) Gardner, H. (1996). So genial wie Einstein: Schlüssel zum kreativen Denken: Stuttgart: Klett-Cotta.
(8) Gardner, H. (1999). Kreative Intelligenz. New York: Campus Verlag.
(9) Jamison, K.R. (1989). Mood disorder and patterns of creativity in British writers and artists. Psychiatry, 52, 125-134.
(10) Berry, C. (1981). The Nobel scientists and the origins of scientific achievement. British Journal of Sociology, 32, 381-391.
(11) „bild der wissenschaft, special, Kreativität," ISSN 0006-2375. Stuttgart: Deutsche Verlags-Anstalt GmbH.
(12) Steins, G. (2000). Untersuchungen zur Deskription einer Desorganisationsproblematik: Was verbirgt sich hinter dem Phänomen Messie? Zeitschrift für Klinische Psychologie, Psychiatrie und Psychotherapie (3), 266-279.
(13) Hartl, T.L., & Frost, R.O. (1995). Cognitive-behavioral treatment of compulsive hoarding: a multiple baseline experimental case study. Behaviour Research and Therapy, 37, 451-561.
(14) Ellis, A., & Knaus, W. (1977). Overcoming procrastination. New York: Signet & Mentor.
(15) Döpfner, M., Frölich, J., & Lehmkuhl, G. (2000). Hyperkinetische Störungen. Göttingen: Hogrefe.
(16) Wolff, G. (1999). Die Aufmerksamkeits-Defizit-Hyperaktivitäts-Störung (ADHS) bei Erwachsenen. Unveröffentlichtes Manuskript.
(17) Mrochen, S., & Kerkhoff, W. (1994). Störungen der Aufmerksamkeit - das Attention-Deficit-Disorder-Syndrom (ADD), motorik, Schorndorf 17, 87-92.
(18) Crowne, D.P. (1979). The experimental Study of Personality. New Jersey: Laurence Erlbaum.
(19) Steins, G., & Remy, C. (1996). Selbstkonzept und Bedürfnis nach sozialer Anerkennung bei Bulimkerinnen. Zeitschrift für Psychologie, 204, 187-198.
(20) Steins, G., Albrecht, M., & Stolzenburg, M. (2002). Bindung und Essstörungen: Die Bedeutung interner Arbeitsmodelle von Bindung für ein Verständnis von Anorexie und Bulimie. Zeitschrift für Klinische Psychologie und Psychotherapie 31, (4), 266-271.

Kapitel 7: Das Erleben von Ordnung und Unordnung

(1) Duker, M. & Slade, R. (1988). Anorexia nervosa and bulimia: How to help. Milton Keynes, Philadelphia: Open University Press.
(2) Beck, A.T. (1976). Cognitive therapy and the emotional disorders. New York: International University Press.

(3) Schröder, T. (1999). Die Bedeutung von Frustrationstoleranz bei Desorganisationsproblematiken. Unveröffentlichte Diplomarbeit. Universität Bielefeld.
(4) Duval, S. & Wicklund, R.A. (1972). A theory of objective self-awareness. New York: Academic Press.
(5) Meyer, W. -U. (2000). Gelernte Hilflosigkeit. Bern: Huber.

Kapitel 8: Kulturelle Aspekte

(1) Duker, M. & Slade, R. (1988). Anorexia nervosa and bulimia: How to help. Milton Keynes, Philadelphia: Open University Press.
(2) Levine, D. N. (1985). The flight from ambiguity. Chicago: Chicago University Press.

Kapitel 9: Implikationen für Therapie und Selbstheilung

(1) Pastinaci, R. (1993). Vermüllung als Syndrom psychischer Erkrankungen. Berlin: Unveröffentlichte Dissertation. Freie Universität Berlin.
(2) Black, D.W., Monahan, P., Gable, J., Blum, N., Clancy, G., & Baker, P. (1998). Hoarding and treatment response in 38 nondepressed subjects with obsessive-compulsive disorder. Journal of Clinical Psychiatry, 59, 420-425.
(3) Hartl, T.L., & Frost, R.O. (1995). Cognitive-behavioral treatment of compulsive hoarding: a multiple baseline experimental case study. Behaviour Research and Therapy, 37, 451-561.
(4) Steketee, G., Frost, R.O., Wincze, J., Greene, K.A.I., & Douglass, H. (2000). Clinical section: Group and individual treatment of compulsive hoarding: a pilot study. Behavioral and Cognitive Psychotherapy, 28, 259-268.